Junior Pérets

La vie continue quel que soit votre passé

Comment sortir de l'immobilisme que vous a apporté le passé

Ne dis pas : D'où vient que les jours passés étaient meilleurs que ceux-ci ? Car ce n'est pas par sagesse que tu demandes cela.
Roi Salomon

Nul ne doit laisser son passé affecter son avenir.
Joyce Meyer

Du même auteur

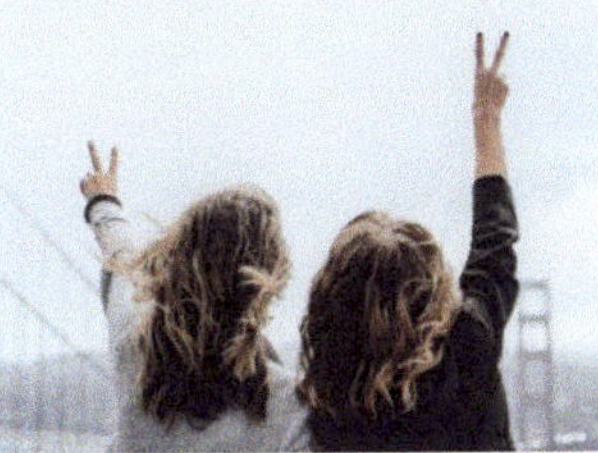

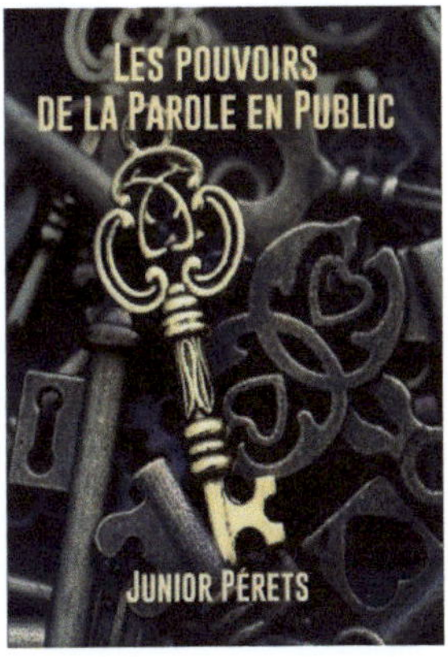

Edition Vision Biosphère
Voir la vie dans toutes ses possibilités
https://www.vision-biosphere.com/
ISBN : 9782956469353

Dépôt légal : Décembre 2020

A Mwembia Kabeya
Pour son ipséité
Zig Ziglar a dit : *"Le plus grand service qu'on puisse rendre à quelqu'un n'est pas de partager sa fortune avec lui, mais plutôt de lui révéler la fortune qu'il possède en lui-même." Il m'a rendu ce service. Il a toujours été disponible pour moi.*

La couverture

La machine à écrire est l'une des inventions très intéressante de l'histoire technique. Le 7 janvier 1714, la reine d'Angleterre accorda le premier brevet concernant une machine à écrire à un ingénieur anglais nommé Henry Mill[1]. Elle a connu un succès croissant depuis les années 1870 et jusqu'à l'existence de l'ordinateur et des logiciels de traitement de texte. La machine à écrire a joué un rôle majeur dans la diffusion de l'information au cours d'une bonne partie du XX^{ème}siècle. L'ordinateur a remplacé la machine écrire. Aujourd'hui, la diffusion de l'information peut se faire par un Smartphone ou une tablette.

Ce livre n'est pas un plaidoyer contre le passé. Je ne le minimise pas. Chacun a son passé. Il nous prépare pour un meilleur avenir. En utilisant la machine à écrire

---

[1] https://www.arts-et-metiers.net/sites/arts-et-metiers.net/files/asset/document/cp_machine_ecrire.pdf

comme couverture de ce livre, nous voulons dire que la vie est une continuité. Aucune invention n'est une fin en soi. Cette machine a fait son temps. Aujourd'hui, elle fait partie de la collection des objets vintage. Ce qui veut aussi dire quel que soit ce que vous êtes devenu, ne vous endormez pas sur vos lauriers. Tout est sujet au changement et à l'évolution. Malgré le fait que chacun de nous a un "***meilleur moment***" de sa vie qu'il veut garder.

Identité écrivain

Les écrits et les paroles sont ce que le cœur et la pensée n'ont pas pu retenir. J'ai écrit pour la continuité et non pour la fatalité.

Je suis écrivain. Mes écrits ne sont pas vains. Mais enivrent comme du vin, non pas pour troubler l'ordre public mais pour améliorer la vie publique. Mes écrits bonifient la vie de ceux qui les lisent. Comme le vin se bonifie avec le temps.

Mes écrits constituent un voyage où les lecteurs ne retournent pas le même. Dans ce voyage, leurs convictions sont consolidées. Leurs visions de la vie changent. La réflexion est d'actualité. Des changements internes s'opèrent. Une façon d'agir est adoptée. Le silence où une musique en sourdine est en vigueur. L'ignorance est chassée.

Je ne suis pas un donneur de leçons, mais je transmets ce que j'ai appris des autres, surtout des anciens. Ce qui arrive aux autres, en bien ou en mal, peut aussi m'atteindre. Les anciens, parce que l'on ne marche par sur les pieds des anciens, mais l'on suit leurs traces. Car une leçon mal apprise est toujours reprise. Il n'y a pas de nouvelles gaffes, il n'y a que de nouveaux gaffeurs.

Les mots sont pour moi la matière première de mon usine pour procurer le bien-être, l'espoir et permettre de voir la vie dans toute ses possibilités.

Je suis un don au monde et j'ai ce droit de rendre ce que j'ai reçu, on ne donne que ce que
l'on a.

Si un sociologue étudie la société, moi j'écris pour que dans cette société, il puisse y avoir de l'espoir. Si un géologue étudie la terre, j'écris pour que sur cette terre l'homme puisse jouir pleinement de sa vie. Si la musique est l'art de combiner les sons de manière agréable à l'oreille, l'écriture est l'art de combiner les mots de manière agréable au cerveau.

Je suis un des libérateurs de pensées emprisonné dans l'ignorance pour voir la vie du bon côté. Je suis l'un des générateurs de vision pour que l'être humain puisse percevoir sa vie au-delà du présent.

Je suis le soldat de l'écriture, mes munitions sont les mots. Mon arme, c'est le livre. Je défends la terre du désespoir. En tirant, je donne de l'espoir et une nouvelle vision.

Mes mots sont les sels de la pensée, une protection à la putréfaction. Je suis le cuisinier de belles phrases au restaurant de la littérature. La douceur des mots est seulement reconnue par ceux qui dévorent les livres.

Je suis un pauvre pour les ignorants et un riche pour ceux qui veulent apprendre. Toute la vie n'est qu'un apprentissage.

Je suis celui qui s'est donné un devoir d'apprendre et transmettre en me remettant en cause. Je suis l'inconnu des ignorants et le célèbre des lecteurs. La connaissance est mon héritage. Les amoureux de la lecture deviennent automatiquement les héritiers.

Préface

Pouvons-nous scier la sciure de bois ?
Si oui, nous avons le pouvoir d'agir sur le passé et je nous invite fortement à le faire. Comme la réponse est certainement "Non", laissons le passé se reposer tranquillement.

Pour un homme sage, hier est mort, demain est une vue de l'esprit, la véritable vie c'est celle qu'il y a sous mes pieds, c'est donc l'instant présent. Le synonyme du mot présent, c'est "cadeau", l'instant présent est donc un cadeau et mérite toute notre attention.

Imaginons un seul instant ce qui se passerait si nous courrions après un serpent qui vient de nous mordre ? La mort est quasiment certaine, car nous activons la propagation du venin. Si nous voulons continuer à vivre, la sagesse recommande que l'on traite à l'instant la morsure.

Plutôt que courir après le serpent comme on le ferait après le passé, ce que nous devons faire, c'est tirer les leçons du passé pour agir sur le présent et construire l'avenir.

J'ai entendu un jour dire "la vie c'est 2 jours : aujourd'hui et demain". Laissons Junior Pérets nous donner les éléments de réflexion pour analyser nos 2 jours de vie.

Kabeya MWEMBIA
Directeur de MANPROJECT et
Trainer-Coach certifié Dale Carnegie Training

Il m'échoit l'insigne honneur de préfacer cette œuvre littéraire intemporelle de grande portée intellectuelle.

Faisant sien cette problématique qui consiste à sortir l'homme du réconfort et/ou de l'inconfort de son propre passé, qui comme un placenta l'enveloppe et le rassure mais quelque fois le trahit dans son présent. Soudain l'homme se confronte très vite à ce qui constituerait pour lui une pierre d'achoppement ; son présent, ce présent qui peu à peu l'éloigne comme un poisson hors de l'eau, de son réconfort, du passé devenu, cela va s'en dire, un leurre.

Sortir de l'immobilisme dans lequel nous induit notre passé est-ce possible ? Pourquoi l'homme se laisse-t-il subjuguer par son contingent ? Faut-il trouver les raisons subjectives de son attachement à son contingent dans la finitude humaine ?

En réalité, de manière brillantissime, l'auteur Monsieur Pérets sans ménager ses efforts et sans prétention aucune de vouloir enseigner plutôt suggérer, toujours sachant raison garder, indique le chemin idéal et idéel de sortir l'homme du piège du passé en rejoignant implicitement le paradigme de Héraclite qui estime qu'<<On ne se baigne pas deux fois dans un même fleuve>>, tout est changement et nul ne reste immuable.

Dasein (l'homme) au sens d'Heidegger comme être-dans-le monde est à la fois temporel et spatial, il oscille sans cesse entre pas encore , le déjà-plus et le maintenant. Comme le dit ce proverbe oriental : **<<La vie est un changement permanent et la seule chose qui ne change pas, c'est que tout change tout le temps. >>**

En effet, la conscience de son propre contingent n'est jamais aussi forte que lorsque l'on veut l'oublier, pourtant il faut l'oublier, sans quoi la vie serait impossible. Tandis que l'animal semble vivre dans l'instant présent, l'homme, lui, agit en tenant compte de ce qu'il a été. Or, au-delà d'être une simple référence chronologique qui permet de saisir l'itinéraire d'une vie, le contingent est un poids qui enferme dans la fatuité et qui limite notre aspiration au bonheur du présent. C'est dans cette même visée que le philosophe Nietzsche stipule : ...la possibilité d'oublier, ou pour le dire en termes plus savants, la faculté de se sentir pour un temps en dehors du passé. L'homme qui est incapable de s'asseoir au seuil de l'instant en oubliant tous les événements passés, celui qui ne peut pas, sans vertige et sans peur, se dresser un instant tout debout, comme une victoire, ne sera jamais ce qu'est un bonheur, et, ce qui est pire, il ne fera jamais rien pour donner du bonheur aux autres. Imaginez l'exemple extrême : un homme qui serait incapable de ne rien oublier et qui serait condamné à ne voir partout d'un avenir ; celui-là ne croira pas à son propre être, il ne croirait plus en lui, il verrait tout se dissoudre en une infinité de points mouvants et finirait par se perdre dans ce torrent du devenir. Finalement, en vrai disciple d'Héraclite, il n'oserait même plus bouger un doigt. Tout acte exige l'oubli, comme la vie des êtres organiques exige non seulement la lumière mais aussi l'obscurité.

Un homme qui ne voudrait rien voir qu'historiquement serait pareil à celui qu'on forcerait à s'abstenir de sommeil ou à l'animal qui ne devrait vivre que de ruminer et de ruminer sans fin. Donc, il est possible de vivre presque sans souvenir et de vivre heureux, comme le démontre l'animal, ou plus simplement encore, il y a un degré d'insomnie, de rumination, de sens historique qui nuit au vivant et qui finit par le détruire, qu'il s'agisse d'un homme d'une nation ou d'une civilisation. FRIEDRICH NIETZCSHE (Considérations inactuelles) 1873-1876.

En définitive, personne ne sortira de cette lecture captivante s'il n'est devenu un Homme qui agit en Homme de pensée et qui pense en Homme d'action.

Evanhove Madzou-Moukassa, Doctorant en philosophie

Pourquoi j'ai écrit ?

Un jour, après une conférence sur le leadership et l'entrepreneuriat, chemin faisant, je me suis mis à réfléchir sur mon passé académique et scolaire. Je me suis rappelé de mes réussites à l'école pour me consoler du chômage.

En réfléchissant encore, l'image d'un homme m'est venu que je connaissais. Je le nommerai ici Lux. Il a été un des agents dans une banque vers les années dix-neuf cents quatre-vingt-dix. Mais dans la première décennie deux mille se retrouvait habitant dans l'un des quartiers minable de la ville. Et une dame, personne que je nommerai Luxie, a été une grande commerçante qui faisait le commerce dans trois pays qui se retrouvait dans la même situation que Lux.

Qu'ai-je constaté dans ma vie et la leur :

- Nous nous vantons de nos passés ;
- Nous parlons confortablement de nos expériences ;

- Nous nous réfugions dans notre passé pour que les gens oublient notre présent minable ;
- Nous devenons prisonniers des actions passées de telle manière que nous croyons ne plus avoir la liberté de vivre ;
- Notre passé devient à la fois la morgue et un cimetière, du fait que l'on se croit sans avenir, incapable d'agir pour se sortir de la situation présente.

Ceci pour chercher soit à se faire considérer, soit par jalousie ou pour dédaigner le présent de certaines personnes. Nous disons souvent : moi j'étais, moi j'avais cherchant à se sécuriser en ignorant qu'on s'expose. On s'emprisonne soi-même. Et on se croit être mort pendant que l'on est vivant.

Le fait de parler du passé nous rend heureux. C'est parler du bonheur mais au passé. C'est ce que JC Maxwell appelle la nostalgie des rétrogrades. C'est l'affliction des gens qui parlent continuellement du bon vieux temps. Ils parlent du temps passé comme étant meilleur que le temps présent. Ils ne voient que les bonnes choses du passé sans se souvenir ou sans vouloir se souvenir des mauvais moments.

J'avais vite compris que c'était une perte de temps. Cette sécurité recherchée me dévoilait, car la crise nous dévoile tous, fait de nous des prisonniers du passé et des morts-vivants nous empêchent d'avancer. En observant et en méditant, je me suis rendu compte que la plupart de nous le vivent. C'est de là que je tirais : la vie continue quel que soit votre passé. Comment sortir de l'immobilisme que vous apporte le passé. Cette période de la vie peut devenir à la fois un refuge, une prison et un cimetière de votre vie. Si en réfléchissant sur votre passé et que vous n'avez plus envie de rien faire, dans cette réflexion, nous disons que rien dans la vie n'est statique. Tout est dynamique. Quel que soit ce qui vous est arrivé dans la vie en bien ou en mal. Vous ne pouvez pas rester statique quel que soit ce que vous avez gagné ou perdu. La vie est une continuité. Ce document vous sera utile.

Aussi dans tous les cas cités, on croit que le passé était meilleur pendant qu'à l'époque on se plaignait toujours. Mais un roi de la préhistoire a dit ce qui suit : " *Ne dis pas : d'où vient que les jours passés étaient meilleurs que ceux-ci ? Car ce n'est pas par sagesse que tu demandes cela*". Ceci démontre l'usage qu'on a fait du temps présent à l'époque. Charles Brown a dit : "*La vie est comme une chaise longue. Et sur le bateau de croisière de la vie, certains choisissent de placer leur chaise en arrière du bateau afin de regarder d'où ils viennent, d'autres positionnent leur transat à l'avant afin de bien voir où ils vont. La question : où placez-vous votre transat ?* "

Nous pouvons affirmer ceci :

- Tout le monde a un passé : l'homme est le produit de son passé. L'histoire est la mémoire d'un peuple et un peuple sans histoire est un peuple sans âme ;
- Le passé est la base sur lequel se fonde le présent. Si vous voulez comprendre un homme, cherchez à comprendre son passé ;
- Notre perception des problèmes est basée sur trois choses : les

expériences du passé, les expériences présentes et l'évaluation personnelle. La façon dont nous avons fait face à nos problèmes dans le passé influencera grandement notre façon de les percevoir aujourd'hui a dit JC Maxwell ;

- Nous sommes jugé en fonction de notre passé : dans le monde professionnel au recrutement. Tout jugement est basé sur le passé. On se base sur les expériences du passé. Parce que notre passé nous suit dans le présent. Car tout ce que nous faisons aujourd'hui détermine ce que nous serons demain. Et ce à quoi on accorde plus de temps, c'est ce que l'on devient. C'est la loi des semailles et de la moisson. On ne récolte que ce que l'on a semé. La police, le pompier et le secouriste n'interviennent qu'après que quelque chose se soit passée. Voilà pourquoi je viens à la fois contribuer à votre secours et votre rétablissement ;

- C'est dans notre passé que nous avons les éléments de comparaison du présent et du futur ;
- Ignorer le passé, c'est marcher sans repère et référence. Ce qui veut dire ne pas savoir d'où l'on vient. Or, il est notre instruction du présent. Celui qui ne sait pas d'où il vient, ne saura jamais où il va et celui qui ne sait pas là où il va, est déjà arrivé.

Aussi, le chômeur, comme moi à l'époque, se vante de son emploi du passé et de ses exploits à l'école en gaspillant son temps à parler de ce qu'il n'a plus. Ayant moi-même vécu cela, je trouvais utile à partager cette réflexion pour ne plus être dans la pseudo consolation. Cette réflexion vous aidera à :

- Vivre dans le concret et être pragmatique ;
- Savoir utiliser à profit vos expériences du passé et celles des autres pour avancer dans la vie ;
- S'armer pour éviter le stress ;
- S'adapter et agir face au changement présent et à venir pour avoir une conscience avisée ;

- Comprendre le temps, c'est-à-dire les enjeux et le défi d'une période ainsi que son usage ;
- Acquérir une nouvelle perception par un changement d'attitude ;
- Se positionner face au futur ;
- Gérer les circonstances de la vie et ;
- Avancer.

Si aussi, j'ai mis par écrit cette réflexion, c'est parce que je n'ai pas voulu rester au stade où l'on connaît que pour faire des blâmes, des critiques et des remarques aux autres. J'ai jugé utile de la partager aux autres. Ainsi, je continue à apprendre de ce que moi-même j'ai écrit. Car si on ne parle pas d'une chose, on en perd le contrôle. Néanmoins, je crois qu'en lisant ce livre, vous serez instruit et guidé sur les questions qui vous ont troublé dans le passé.

Voici les motivations qui m'ont amené à écrire :

- Dale Carnegie a dit : "*Les idées les plus brillantes au monde sont sans valeur, si vous ne les partagez pas*".

- Périclès a dit : "*Celui qui a des idées et ne sait pas les faire passer n'est pas plus avancer que celui qui n'en a pas*".
- Rick Warren a dit : "*Si on ne parle pas d'une chose, on en perd le contrôle*".
- Paul Arden a dit : "*Partagez tout ce que vous savez, vous apprendrez plus*".
- L'important est de ne pas laisser les bonnes idées vous filer entre les doigts. Une bonne idée peut changer le cours de votre vie et celle des autres si vous savez la capter et ;
- Un livre peut renseigner et faire évoluer quelqu'un.

Si le livre est emmaillé de nombreuses citations, ce n'est pas uniquement pour donner à nos propos l'appui dont ils pouvaient avoir besoin, mais surtout pour rendre justice aux auteurs qui nous ont inspirés. Leurs points de vue nous ont aidés à prendre du recul et à mieux situer les enjeux auxquels nous confronte la vie. C'est aussi une marque de reconnaissance de leur contribution à l'avancement de l'humanité. Si vous trouvez des phrases ou des citations qui se répètent, c'est parce qu'elles ont leur place dans deux ou plusieurs parties de notre réflexion. Ce livre est destiné à vous aider à mieux vivre votre présent et voir l'avenir en grand. Il vous apporte un certain nombre d'informations. Comme l'a dit Don Miguel Ruiz : "*Une information ou une idée ne sont que des graines dans notre esprit. Ce qui va vraiment faire la différence, c'est l'action*".

La morgue de vivants

Vivre c'est apprendre. S'il vous arrive d'avoir le sentiment de ne rien vouloir apprendre ou d'avoir trop de connaissances à cause de votre âge ou de diplômes obtenus, c'est que vous faites partie de la morgue de vivants. Un être humain meurt le jour où il cesse d'apprendre. Et son inhumation aura lieu après sa mort physique. Comprenez avec moi qu'il y a beaucoup de morts qui s'ignorent. Norman Cousin a dit : "*Dans la vie, la mort n'est pas la plus grande perte, c'est plutôt ce qui meurt en nous pendant la vie*". La morgue de vivants est cette tendance de l'homme à ne vouloir rien apprendre et ne rien faire en espérant que sa vie va s'améliorer. Dans cette morgue, on croit que la vie est un coup de chance. La formation est chronophage. Ceux qui sont dans cette morgue, disent à ceux qui apprennent qu'ils perdent leurs temps.

Ils ont des excuses en permanence. Les excuses sont des panneaux de signalisation de sortie sur la route des progrès. Ils renvoient tout à demain. Ils vivent dans l'épuisement. Ils ont la mentalité de lâcheurs.

Ils pensent que la vie est facile. Ils pensent que le succès est une destination. Ils manquent de flexibilité. Ils manquent de vision. John C. Maxwell a dit : "*Demain est le meilleur jour du paresseux. On oublie que ce que nous sommes est le résultat de nos choix*".

Dans ce lieu de morts-vivants, l'accusation, l'instruction et le jugement du gouvernement, de la famille et des autres sont d'actualité. L'ignorance de ses responsabilités s'installe. On attend que le gouvernement, la famille et les autres nous amènent une bonne vie servie sur un plateau d'or. En ce mot, ce mort-vivant pense n'avoir que des droits en ignorant ses devoirs.

On prend la solidarité comme un acquis et un droit, ce qu'elle n'est pas. Cet homme parle de ses problèmes et de ses difficultés pour attirer la compassion des autres, mais n'a pas l'idée pour trouver la solution. Sa vie stagne et face à cette stagnation, il a une pléthore d'arguments et d'alibis face à son incapacité.

Le retour à la vie ne se fait que par la prise de conscience de reprendre la connaissance. La vie est un apprentissage au fil du temps.

Nous ne cesserons d'apprendre. Tout dans la vie exige un bagage de connaissance : le mariage, la finance, le travail, l'emploi, etc. Chaque minute dans la vie est une leçon. Et une leçon mal apprise est toujours reprise. Il n'y a pas de nouvelles gaffes. Il n'y a que de nouveaux gaffeurs.

Mise au point

La vie de l'homme sur la terre est constituée des événements qui se succèdent, comprenant : un passé (déjà vécu), présent (ce que nous vivons) et un futur (encore à vivre). Le futur après devient le présent, le présent deviendra après le passé. Mais le passé demeurera le passé. Il restera pour toujours. Quoi que l'on dise et que l'on fasse.

Le passé peut être élogieux ou pas. Quand bien même nous vivons dans le présent, nous sommes les produits de notre passé. Et comme chaque chose a son temps, le passé n'a plus de place dans le présent.

Dans notre société, ceux qui ont occupé des postes de direction ont été des célébrités, brillants étudiants, mais ne le sont plus. Face aux moqueries, railleries et déconsidérations de certaines personnes, la réaction est : j'étais, tu ne sais pas que, si j'avais, si j'étais encore. Cela n'est plus. Mais ils cachent leur incapacité en exaltant leur passé et ne se justifient que par rapport à ce qu'ils étaient ou avaient pour se sentir en sécurité par rapport au présent. Aussi, nous sommes traités (considérés) par rapport à notre présent, mais pas par rapport au passé ni au futur. C'est-à-dire par ce qui est maintenant. Ceci vient du fait que l'homme ne veut croire qu'au concret.

Il y a aussi ceux qui ont grandi dans des difficultés et qui pensent que cette situation va demeurer. Ils l'utilisent comme argument face au présent.

Nous savons tous que la crise nous dévoile (expose). Quel que soit l'argument utilisé. Nous nous ne pouvons pas nous cacher. Nous ignorons que le passé est devenu un refuge dans l'insécurité et une prison.

Le but de cette réflexion est de montrer un nouvel horizon à ceux qui ont un passé qu'ils regrettent et trouvent meilleur que le présent, nous avertir pour que ne nous puissions pas regarder d'un mauvais œil le temps présent.

Le passé est ce temps qui s'est écoulé jusqu'à aujourd'hui (le présent). Mais, il y a ceux qui le préfèrent au présent en disant lorsque j'étais, j'avais... Cela empêche de jouir du moment présent. Cette période de nos vies est devenue à la fois un refuge, une prison, une morgue et un cimetière, mais cette sécurité met dans l'insécurité et démontre l'incapacité.

Ainsi, un homme qui vit de cette manière est aveugle face à son futur. Pendant que les choses avancent, il veut que tout recule. En oubliant que tout ce que nous avons vu n'est pas tout ce qui est. Or, ce n'est pas ce qui nous arrive qui est tragique, mais c'est notre manière de réagir qui est tragique.

Le passé nous permet de savoir qui nous sommes, d'où nous venons. En acceptant les douleurs d'aujourd'hui et en cherchant des solutions, vous pouvez guérir de votre passé, ceci dépend sous quel angle vous l'abordez. Il faut guérir de sa mémoire. Le ressentiment n'est pas un projet, ce n'est pas un avantage, c'est un frein à tout ce que vous pourriez essayer dans votre vie. Il vous retient et vous limite. Il va falloir faire preuve de dignité avec les autres et que la vie vous appartient aussi, quel que soit votre passé. Il ne faudra pas vivre en victime. Il ne faudra pas que le passé vous possède. Possédez votre passé et créez votre futur. Il ne faut pas que le souvenir voile l'horizon. Ayons la volonté d'avancer et non de rester menotter par le passé. Le défaut d'hier peut nous aider à acquérir les atouts pour demain.

Sans retour

Le temps passé ne revient plus et ne peut pas être récupéré. Il y a deux tentations : vivre dans le passé et dans le futur. On n'efface pas l'histoire, mais on peut écrire son futur. Le futur après un jour devient le présent, le présent après un jour, c'est le passé. Mais le passé demeure toujours le passé.

Le temps passé ne revient plus, parce que trois choses ont changé :

1°Les Hommes : l'humain est toujours en quête d'innovation, c'est-à-dire que les hommes changent. L'homme des années mille neuf cent quatre-vingt-dix n'a pas la même réflexion, ni le même réflexe et non plus les mêmes besoins que celui du vingt-et-unième siècle. Car l'homme commence à réfléchir par rapport à ce qu'il a trouvé. C'est la raison pour laquelle la technologie ne fait qu'avancer. Ma mère aujourd'hui ne peut pas venir me rendre visite en me disant je t'ai apporté un bonbon. Je n'aurai pas le même sentiment de joie que quand j'avais dix ans. Elle pourrait aussi me rendre nerveux en me disant moi-même : maman ne voit pas que je ne suis plus un enfant. Tout ce qui est à la mode sera démodé. L'économie nous apprend que l'homme a des besoins extensibles. Un besoin satisfait appelle un autre besoin à satisfaire. Ce qui fait de l'homme un <<éternel>> insatisfait.

Pour quelles raisons ne considère-t-on pas les hommes qui se vantent de leur passé. C'est parce que :

- Le monde a besoin du concret et d'avancer : ce qui est passé peut nous aider dans le futur. Les hommes aiment ce qui est permanent et progressif. Le problème n'est pas ce que l'on veut devenir, mais ce que nous sommes aujourd'hui.
- Le monde rend un culte à ceux qui ont atteint la réussite et nous nous émerveillons de leur style.
- On considère une personne par rapport à son apport dans le présent. Celui du passé n'est qu'une expression de gratitude. On se souvient d'un homme à cause de

deux choses : la solution apportée et les problèmes posés. On ne compte que le présent.

2°Le temps : on peut arrêter la course d'une voiture, mais pas le temps qui s'est écoulé. Tout se fait dans le temps. Il y a un temps pour tout. Tout évolue en fonction du temps. Un enfant et un adulte n'ont pas les mêmes droits et devoirs car plus on grandit et plus les droits diminuent et les devoirs augmentent. Ce que vous avez exigé hier ou vos exigences du hier vous devez le rendre à d'autres. Vous ne pouvez pas rester prisonnier d'une période de votre vie que vous considérez meilleure ou mauvaise. Les choses changeront toujours. Ne cherchez pas à le revivre parce que cela ne reviendra pas. Quel que soit votre temps passé dans la gloire ou la crise. Tout ce que vous faites, c'est fait maintenant. En ce qui concerne le temps, Etienne Klein a dit :

- Nous ne pouvons pas nous mettre en retrait par rapport au temps, comme nous pouvons certes le mesurer mais non l'observer en le mettant à distance : il nous affecte sans cesse. Nous voudrions nous arrêter, et regarder couler comme passe une rivière en restant sur la rive, mais, c'est tragiquement impossible : nous sommes inexorablement dans le temps et nous ne pouvons nous en sortir. Le temps pour nous n'a pas d'extérieur.

- Nous ne pouvons pas non plus saisir le temps. Le mot <<maintenir>> c'est-à-dire <<tenir en main>> ne peut retenir ni appréhender le temps.
- Le temps n'est pas <<une matière>> à aucun de nos cinq sens. Il n'est pas perceptible en tant que phénomène brut, même si l'homme est certainement le plus <<temporel>> des animaux, celui qui a le plus conscience du temps qui passe.

Il existe une opposition entre le temps des horloges et le temps de la conscience. Le premier temps, du mot grec chronos, est censé être objectif, il ne dépend pas de nous, il est réputé uniforme, nous savons d'ailleurs le chronométrer. C'est le temps qu'affichent nos montres, celui qui rythme notre emploi du temps. Par la suite, c'est par le mot latin tempus que nous désignerons le second temps que nous avons évoqué, le temps éprouvé ou psychologique, celui que l'on mesure <<l'intérieur de soi>>. Il ne s'écoule pas uniformément. <<Il y a des moments qui durent longtemps>>, dit Arletty dans le film de Marcel Carné *Hôtel du Nord*. D'autres passent au contraire très vite. C'est que la fluidité du temps psychologique est éprouvée, n'a qu'une consistance très relative. Il n'y a de temps donné qui compte un nombre égal d'instants. D'autant qu'il a été prouvé par diverses expériences que notre estimation des durées varie notablement avec l'âge, et surtout avec la signification des événements qui se sont produits. Le temps psychologique est un caoutchouc. Ceux qui ont eu un passé glorieux veulent retourner mais ils n'en sont pas capables. Ils sont donc dans la nostalgie (du grec nostoc qui signifie retour).

3°Lieu ou milieu : votre lit d'enfance, maintenant vous ne pouvez plus vous endormir dessus, car il ne vous correspond pas. Beaucoup de ceux qui font le commerce se plaignent que dans la même ville, le nombre d'acheteurs a diminué. Dans une ville, tout est dynamique. Si hier, il y avait une boutique, aujourd'hui, il y en a plus d'une centaine. Tout est sujet au changement.

Comprendre la crise

Que faire devant cette crise ? C'est la question d'actualité face à chaque crise. Voici ma réponse-réflexion : d'abord, Dede Kasay a dit : lorsque le concept est erroné, les résultats seront infailliblement erronés. C'est ainsi qu'il est d'un grand intérêt de comprendre le concept crise. Elle est une période de temps où les gens n'arrivent pas à s'en sortir spirituellement, politiquement, sanitairement, moralement, financièrement et économiquement.

Pour Roland Dalo : une crise est une situation de troubles qui arrive brusquement, qui est intense, qui secoue, rompt les équilibres existants et qui exige une réponse. Chaque fois qu'il y a une situation de trouble, brusque, rompt des équilibres, intense et exige une réponse. Brusque, une crise n'avise pas, c'est le côté dérangeant. Une situation inattendue.

Les crises sont des moments auxquels nous ne nous attendons pas, ils exigent de nous de faire des choses que nous ne faisons pas.

C'est ainsi que l'on peut dire que les crises sont aussi des moments de progrès afin d'aller de l'avant. Chaque fois qu'il y a eu des crises dans l'humanité, cela a ouvert des portes pour de grands progrès.

Lorsqu'on évolue de pire en pire. Selon Lipietz, la crise est une situation dans laquelle il n'est plus possible de poursuivre comme avant, mais on ne sait pas encore ce que l'on va faire. Ecrit en chinois, le mot <<crise>> se compose de deux caractères, l'un représente le danger et l'autre une occasion à saisir, disait John Fitzgerald Kennedy.

En soi, personne n'aime passer par une période de crise, parce que d'emblée, elle est nuisible. L'historien Isidore Ndaywel dit que la crise n'apporte pas seulement de mauvaises choses, mais c'est une période qui nous amène vers le changement. En parler, c'est bien, mais la vivre c'est dur. L'homme qui aime vivre dans sa zone de confort la comprend mal.

Un des signes précurseurs de la crise est de vivre sans penser à demain. Il n'est pas interdit de penser à demain, mais de s'en inquiéter. Ce que nous sommes est le produit de notre passé. David Oyedepo a dit : toute décision que vous prenez aujourd'hui vous fait avancer ou reculer. L'un des plus grands drames pouvant arriver à un homme est de n'avoir aucune destination, ou d'ignorer comment y aller. Plusieurs se sont précipités dans des portes ouvertes, pour en fin de compte constater que ce n'était que des pièges déguisés.

Ce signe marche de paire avec cette pensée de se croire arrivé. Pendant que tout va changer, sauf le changement lui-même. On se croit arrivé pendant que la vie continue. Ce qui est aujourd'hui ne sera plus demain. Donc ce qui a été un record aujourd'hui ne le sera plus car la génération suivante l'utilisera comme fondement. D'où il est nécessaire de s'auto-évaluer. La crise est le symbole que les hommes ont échoué pour qu'ils apprennent de nouveau.

Se laisser séduire du présent est une erreur. La vie n'est pas tout ce qui existe. Et tout ce qui existe n'est pas tout ce qu'on voit, car vivre c'est l'art de voir l'invisible au-delà du visible.

Le deuxième signe est que nous avons négligé les expériences (nos erreurs et réussites ainsi que celle des autres). On dit souvent qu'un bon enfant est celui qui apprend lorsqu'on en blâme un autre. Aussi, notre vie est courte pour que nous puissions apprendre tout de nous-mêmes. Il m'a été conseillé d'avoir des relations d'amitié avec ceux qui sont plus âgés. Ceux qui sont de ma génération et de plus petits. En d'autres termes, apprendre des aînés pour échanger avec les amis de même génération afin d'influencer les petits.

Nous avons compris ceci :

- Les crises, on ne les aime pas, mais qu'on le veuille ou non, elles s'invitent toujours dans nos vies ;
- Les crises en termes d'agent causal, il y en a deux : on peut les subir et nous pouvons les causes sans le savoir ou

pas. Nous créons délibérément les circonstances qui gouvernent notre vie ;

- Les moments de crise sont des moments de révélation : ils nous révèlent nous-mêmes. Parfois, nous avons de bonnes ou mauvaises opinions de nous-mêmes/une haute ou une basse opinion. Qui sommes-nous réellement ? Ils nous révèlent la fragilité de l'homme ou ses forces. Ils nous révèlent les autres. Ce que les autres sont réellement pour nous. Lorsqu'on bouscule un verre, tout son contenu se déverse. Devant nos crises, ne soyons pas prompt à nous plaindre ;
- Chaque crise a un but : ce sont les enseignements qu'on en tire ;
- Les crises, autant elles nous secouent, autant elles mettent en danger notre foi, nos croyances, nos espoirs ;
- Les crises exigent à un certain nombre de personnes un certain comportement (surtout les leaders).

Le changement

Dans la vie, tout est sujet au changement. Ce que nous vivons aujourd'hui n'est pas le fruit du hasard. C'est le fruit d'un travail préparé et mis en action qu'on le sache ou pas. Tout ce que sera notre futur s'annonce déjà aujourd'hui. Si on n'en tient pas compte demain, le changement va nous surprendre. Le monde continuera à changer qu'on le veuille ou non. Il nous arrive dans la vie de ne pas être au courant d'un changement, surtout lorsque l'on pense qu'il ne se limite qu'à tout ce que nous avons vécu jusque-là.

Or, le changement n'est pas pas une chose facile selon la nature humaine. Il nous amène vers l'inconnu. Spencer Johnson dans son livre *Sortir du Labyrinthe* écrit : "*La vie n'est qu'une succession de changements. Certains sont provisoires, mais d'autres irréversibles. Il faut juste s'y résoudre, et se mettre en mouvement*". Le monde dans lequel nous vivons n'est pas immuable. Tout change en permanence. Il y a de ceux qui résistent à un changement. Ils restent attachés aux vieux idéaux qui sont le plus grand handicap. Ces idéaux constituaient un atout hier, mais hier n'est plus.

Ainsi, face au changement nous avons les réponses suivantes : oui, je ne sais pas, j'espère, je le veux et malheureusement il est souvent accompagné par son ami fidèle qui est la peur. Changer quel que soit le passé n'est pas une option, ni une possibilité mais une nécessité. Chacun veut un changement dans sa vie et autour de soi. Ce qui est d'abord notre propre changement, car rien ne peut changer tout autour de nous, sans que rien ne change en nous.

Spencer Johnson (2000) dans sa fable intitulée : *Qui a piqué mon fromage* (Les quatre personnages de l'histoire symbolisent l'esprit humain dans ce qu'il a de plus simple et de plus complexe, en dehors de toute considération d'âge, de sexe, de race ou de nationalité). Ce sont les quatre types d'homme face au changement :

- Flair : sait déceler le changement de ses premières manifestations ;
- Flèche : se précipite dans l'action ;

- Polochon : redoute et rejette le changement, craignant qu'il ne cause du tort et ;
- Baluchon : sait s'adapter à temps lorsqu'il comprend que le changement peut être synonyme du mieux.

De ces types, l'un ne veut pas du changement. La question qui nous vient à l'esprit est : pourquoi le changement est-il difficile. La réponse est la suivante :

- Nos raisonnements : je ne refuse pas que les gens raisonnent. Le mot grec pour raisonnement est loginos, qui veut dire : calcul, supposition, jugement. C'est dans nos pensées, ceci dans le but de se trouver des excuses face au changement. De toutes les façons dans le changement, il y a des pertes ou des gains. Dans ce cas précis, vous ne pouvez pas maintenir votre vie dans une situation où votre passé n'a rien produit dans le présent. On dit que l'apparence est trompeuse, mais il y a des signes qui ne trompent pas. Si on trouve des excuses à tout, on n'est pas prêt au changement. Changer, c'est risquer. Ces raisonnements nous mettent souvent sur la défensive : *c'est ma vie privée, je sais ce que je fais, je ne suis pas un enfant.* Ce sont toutes les attitudes qu'on prend face au changement. On fait comme si les choses marchent. Il nous est avantageux de tester l'efficacité de tout ce qu'on a entrepris dans le passé. Ces attitudes ont pour origine le choc subi, les conditions dégradantes et les dires des autres.

- Les autres : *si tu changes, on se moquera de toi d'où il faut garder cette position* (le dire des autres). Vous êtes le seul à savoir ce que vous vivez, ce que vous avez et vous manquez. Certes, les conseils sont bons, tous ne sont pas applicables au même moment et face à cette situation, la plupart des gens se laissent guider par des conseillers (entourage) qui ne connaissent pas leur vision des choses. Il existe l'entourage choisi et non choisi tels que les membres de la famille qu'on ne choisit pas et les amis que nous sélectionnons. Félix Wazekwa dans son livre intitulé : "*Les petits bonbons de la sagesse*" a dit : "*Seuls nos intérêts savent mieux nous conseiller*".

Concernant le changement, Spencer Johnson dit ce qui suit :

- Le changement est inévitable ;
- Préparons-nous au changement ;
- Anticipons le changement ;
- Changeons ;
- Profitons du changement ;
- Soyons toujours prêts à repartir pour profiter pleinement de la vie.

Le changement nous exige :

- La volonté : c'est pour quitter une étape pour une autre ;
- Une mobilisation de pensée, d'énergie et d'effort. Ce qui nous permet de sortir de déclaration vaine ;
- La persévérance : c'est poursuivre son action sans tenir compte des obstacles, du découragement et des

échecs du passé. Elle nous fait obtenir ce dont on a besoin, ce qui manque s'arrête en chemin ;

- A regarder de l'avant : on ne regarde que là où l'on va. Lorsqu'on est dans la routine, on stagne et si l'on stagne on est en arrière. Personne ne peut mettre sa main à la charrue et regarder en arrière.

Joyce Meyer nous donne les conseils suivants :

- Le changement est un processus qui est souvent long : une maison détruite ne se reconstruit pas en un jour ;
- Le changement est effrayant : parce que nous n'avons pas le contrôle sur tout inconnu dans sa finalité. Ce que nous voulons abandonner pour changer, nous le connaissons mais pas là où nous allons ;
- Le changement provoque tout sorte d'émotion ;
- Lorsque vous faites un changement, ça ne marche pas toujours de la façon dont vous y avez pensé. Bien que

quelque chose doit changer, vous n'allez pas l'aimer tout de suite ; pas facile, nous ne pouvons pas grandir sans lui. Nous sommes le maître de nos choix, mais nous n'en maîtrisons pas les conséquences ;

- Le changement fait partie de la vie ;
- Il faut savoir rester humble et accepter de changer.

Aujourd'hui beaucoup de gens se lamentent de la concurrence. Nous ne voyons pas le devenir de ce que nous faisons. Comme autrefois, cela n'aura plus lieu. Puisque les temps ont changé. Par exemple, avant pour avoir une boutique, il fallait un local. Aujourd'hui, il suffit d'avoir un ordinateur et une connexion internet. Si vous êtes mécontent du monde dans lequel vous vivez et désirez le changer, il vous faut commencer par vous-même. Si tout va bien pour vous, tout ira bien dans votre entourage. Il n'y a aucune opportunité qui dure éternellement.

D'après Anthony Robbins, pour créer un changement durable, il faut que trois croyances soient respectées :

- Il faut croire qu'une chose doit changer, non qu'elle doit absolument changer. Il ne faudra pas attendre que le changement devienne une nécessité absolue.
- Il faut croire non seulement que les choses doivent changer, mais encore que nous devons le changer. Nous devons être la source du changement pour que celui-ci soit durable.
- Il faut croire que l'on peut effectuer le changement désiré.

Le problème est que nous considérons souvent le changement comme une donnée conditionnelle plutôt qu'obligatoire. Quand les êtres humains veulent changer quelque chose, ils veulent changer soit ce qu'ils ressentent, c'est-à-dire leur état, soit ce qu'ils font, c'est-à-dire leur comportement.

La théorie des petits pas : lorsqu'on parle du changement, beaucoup de gens s'imaginent quelque chose d'énorme, de radical, mais le changement de vie décisif commence par des petites transformations en apparence anodine. Nous sommes ce que nous retenons sans cesse a dit Aristote.

Le changement est une porte qui ne s'ouvre que de l'intérieur comme disait Tom Peters. Ne jamais rester dans l'attente et la passivité.

Tout est changement, non pour ne plus être, mais pour devenir ce qui n'est pas encore selon Epictète. John C. Maxwell a dit : "*La plupart des changements que j'ai apportés dans ma vie, sont le fruit d'une bonne réflexion sur un sujet*".

D'après Hal Elrod : "*La bonne nouvelle, c'est que vous êtes capable de changer ou de créer n'importe quelle chose dans votre vie, si vous vous y mettez sur le champ. Je ne dis pas que vous réussirez sans effort, mais vous pouvez rapidement et facilement réaliser le moindre de vos souhaits en devenant la personne responsable*".

Nous acceptons le changement lorsque :

- Nous y sommes obligés car nous estimons avoir assez souffert ;

- Nous le souhaitons car nous en sommes convaincus ;
- Nous le pouvons car avons appris suffisamment.

Faire des changements dans votre vie demande des efforts, du temps et de l'énergie selon Brooke McAlary.

Refuser le changement, c'est manquer de vision et être myope de la vie. Il y a ce que JC Maxwell appelle des hommes terrestres, des gens qui ne voient que l'immédiat. Ils n'aspirent qu'aux choses qu'ils peuvent tangiblement toucher de leurs mains. Ils recherchent ce qui les accommode. Ils ne regardent pas au-delà d'eux-mêmes et ils ne considèrent pas ce qu'ils pourraient être. L'homme terrestre peut être. L'homme terrestre peut être chauffeur de camion, directeur de banque, professeur. On le retrouve dans toutes les professions. L'homme terrestre est vraiment quelqu'un qui manque de vision. La personne la plus pauvre au monde n'est pas celle qui n'a pas une pièce de cinq centimes. La personne la plus pauvre au monde est celle qui n'a pas de vision. Si vous n'avez pas un rêve, un but, un objectif dans la vie, vous ne deviendrez jamais ce que vous pourriez devenir. Pour ceux qui sont répressifs au changement, car ils veulent que tout soit toujours comme dans le passé, le temps passé ne revient plus. On a beau se vanter de ce qu'on a vécu, nous avons besoin de la nouveauté.

Ne vous croyez jamais arrivé quels que soient vos exploits dans la vie. Nous avons des ambitions et nous disons nous-mêmes que le jour où nous arriverons à ce stade, ce sera la sommité de la vie. Laissez-vous dire que la sommité de la vie, c'est la mort. Il vous faut continuer à travailler. L'homme le plus riche du monde continue à travailler. Facebook continue à faire de la publicité. Aujourd'hui, si vous dites à quelqu'un, j'ai besoin de boire un Coca-Cola (je ne rentre pas dans un jugement de valeur, à savoir si c'est bon ou pas bon), il reconnaît ce que vous ressentez. Coca-Cola, de génération en génération, continue à faire de la publicité pour maintenir sa clientèle. Ne vous arrêtez pas ou ne vous reposez pas sur vos lauriers. La vie continue. Il y aura toujours des changements dans la vie. Hier pour écrire sur un tableau il fallait de la craie. Petit à petit, la craie est en train de disparaître. Rien ne restera statique, tout est dynamique.

Il existe la duperie "qu'un jour, j'atteindrai un niveau de vie. Et je trouverai le bonheur". De nombreuses personnes ont cru à cette duperie. Ce niveau où on aura tout ce dont on a besoin et où on ne travaillera plus. Cette période de la vie n'existera jamais. L'être humain continuera toujours à travailler.

Enfin tout va changer, sauf le changement lui-même. Au cours de ces lignes, nous avons voulu faire savoir et préparer les gens aux changements à venir. Aussi, pour que notre futur soit préparé, rien ne peut changer tout autour de nous sans que rien ne change en nous. Lorsqu'une personne ne veut rien changer à son réflexe est d'abord de chercher une justification à son choix.

Ça n'arrive pas qu'aux autres

Personne ne se réveille un matin pour commettre une erreur ou pour connaître un accident. Il y a des événements malheureux qui dépendent de nous et d'autres non. Lorsqu'ils arrivent, on se rend souvent compte qu'on était averti.

Souvent, dans la vie, lorsque quelqu'un commet une erreur ou vit de difficultés, il y a ceux qui compatissent et d'autres se moquent. Souvent, ceux qui se moquent pensent que certains événements n'arrivent qu'aux autres, moi-même y compris. Avant que je ne me rende compte que tout ce qui peut arriver aux autres, peut aussi m'arriver. Tant que nous vivons, tout peut arriver, personne n'est à l'abri quel que soit l'âge, la race et le statut social. Je ne sais pas ce qu'il en est de vous, moi j'avais toujours critiqué les autres sans pour autant savoir que je serais là où les autres étaient. L'un des signes graves de l'immaturité, c'est de penser qu'on peut faire mieux que quelqu'un sans être dans sa condition. Nancy Kawaya a dit : "*C'est facile de juger les autres, mais s'auto-juger correctement est souvent très difficile, voire impossible*".

La plupart des gens se croient invulnérables, jusqu'à ce qu'ils vivent ce qu'ils croyaient n'arriver qu'aux autres. Quelqu'un a dit : "*Il n'y a pas de nouvelle gaffe, il n'y a que de nouveaux gaffeurs*". Ce que vivent les autres, nous devons les approcher pour pouvoir s'en prévenir. On dit souvent : mieux vaut prévenir que guérir. Il faut aider ce qui font des erreurs et vivent dans des situations difficiles. Les moqueries et les railleries les découragent certains, alors que pour d'autres, c'est une source de courage. Ceux qui sont victimes de moquerie cherchent à s'améliorer pour qu'à la prochaine, elle se transforme en félicitation. Daniel Kawata a dit : "*Celui qui se moque de toi n'a pas de solution pour toi, mais c'est toi qui en a. Si les autres ont le droit de vous minimiser, vous, vous n'avez pas le droit de vous minimiser*".

Si vous avez réussi là où les autres ont échoué, ne vous dites pas que vous êtes supérieur à ceux qui ont échoué ; vous avez réussi, parce que vous avez observé leurs erreurs et échecs pour pouvoir réussir.

C'est ici qu'il faut comprendre qu'on peut avoir un meilleur passé ou présent mais en se croyant toujours invulnérable que nous aurons un présent et un futur malheureux. On ne dit pas de chercher à tout savoir pour se prévenir, mais il faut ouvrir l'œil sur ce qui arrive aux autres. Au lieu de se moquer, soyons compatissants et tirons des leçons, car une leçon mal apprise est toujours reprise. C'est ainsi que l'on voit souvent des gens ne pas s'intéresser à ceux qui ont des problèmes. Or, on oublie que ce qui arrive à l'autre peut aussi nous arriver. Nous devons traiter tous les problèmes en face pour que le passé ne soit pas une prison. Pour dire si je savais. Si tu vois une personne dans des difficultés ou commettre des erreurs, c'est un avertissement pour toi-même.

Nous pouvons prendre toutes les précautions possibles, on commet tous des erreurs et des fautes. Bertolt Brecht a dit : "*L'intelligence ce n'est pas de ne faire aucune faute. Mais, c'est voir rapidement comment on peut transformer ses erreurs en de bonnes trouvailles*". John C. Maxwell donne ses conseils : "*Si nous voulons réussir dans la vie et apprendre de nos erreurs, nous devons être capables de faire face à la réalité, et de nous en servir pour créer une fondation solide sur laquelle nous pourrons croitre. Nous ne devons pas éviter la réalité".*

Les Réactions face à une situation difficle

Ryan Holiday a dit : "*Nous ne choisissons pas ce qui nous arrive, mais nous pouvons choisir la façon dont nous le vivons*". Il y a quatre façons de réagir face à une situation difficile :

1° **Se réfugier dans le passé** : le passé nous aide à projeter le futur, mais dans ce cas on le trouve meilleur que les temps passé et présent. C'est ainsi que certains s'y réfugient et le réclament. On se croit ne plus être apte maintenant en croyant que toutes les capacités sont restées dans le passé. Je le répète encore, un roi de la préhistoire a dit : "*Ne dis pas : comment se fait-il que les jours passés aient été meilleurs que ceux-ci, car n'est pas la sagesse qui te pousse à demander cela* ". Ainsi, nous sommes les victimes de notre passé mais nous ne pouvons pas en rester captifs. On regrette tout ce qu'on a perdu. Pendant qu'on est utile avec le reste. On ne peut pas vivre avec ce qu'on a perdu, et vivre c'est l'art d'employer le reste. Cette nostalgie amène une mauvaise image de soi, la perte de l'identité. Le temps passé ne revient plus.

Il n'y a qu'une seule manière de réfléchir au passé de façon utile et constructive : analyser posément nos erreurs, en tirer des leçons profitables, puis les oublier. Vivre c'est agir. La tâche est immense, mais le salut est dans l'action. Nous pouvons affirmer ceci :

- Le passé est l'un des plus grands instructeurs de la vie ;
- Sans passé, il est difficile de voir et de bâtir le futur ;
- Le passé est dans la tombe, le présent est entre les mains et le futur est dans les entrailles et ;
- Le passé peut devenir une morgue, un cimetière, une prison et un refuge dans l'insécurité.

2° **Rêver pour un futur** : il ne suffit pas seulement d'avoir une vision pour le futur mais il faut l'accomplir. Car une vision sans action n'est que de la rêverie et des actions sans vision ne sont que des passe-temps. L'important n'est pas de voir ce qui se profile confusément au loin, mais de faire ce qui est nettement à la portée des mains. Si nous ne faisons rien aujourd'hui quels que soient nos rêves, nous allons disparaître. La différence entre les rêveurs et le visionnaire est un plan. Il existe une duperie qu'un jour on vivra le bonheur. Cette situation sera l'idéal pour le reste de la vie. Il y a de nombreuses personnes qui ont cru à cette duperie. Cette situation n'arrivera jamais. Les gens se sont mis à la recherche de cette situation. Ils se sont mis à poursuivre ce bonheur, engourdissant leur mal de vivre jusqu'à l'anéantissement avec des excès d'alcool, de tabac et de nourriture. Ils n'ont jamais découvert la véritable source du bonheur. De ce fait, votre bonheur ne dépend pas d'une situation, mais de vous-même.

3° **S'absorber et espérer que quelqu'un nous vienne au secours** : on se laisse être victime de la situation. Ainsi, on continue de croire que la solution viendra d'ailleurs. C'est pourquoi on est dans l'attente d'un être humain providentiel qui n'existe pas. L'histoire nous démontre qu'à chaque crise dans une contrée, la solution ne vient que d'une personne qui a vécu dans la situation pour faire sortir son peuple, donc un leader.

Ce que pense un homme, c'est ce qu'il devient. Il est littéralement ce qu'il pense, son caractère étant la somme totale de ses pensées. On trouve son passé choquant et scandalisant. C'est dans les difficultés qu'il faut recevoir le nouveau concept ou changer de mentalité. C'est dans cette situation qu'il convient de décider s'il vaut mieux se tourner en arrière ou continuer le chemin jusqu'au changement. Car tout doit changer sauf le changement. Tout dépend du concept qui se confesse, c'est ce qu'on devient. Sont malheureux ceux qui ne se préparent pas au changement.

4° **Affronter la crise et la transformer en une chose utile** : c'est ici que le passé est instructif. Tant qu'on vit sur la terre, il y a de l'espoir. La crise est semblable à du citron. Si vous n'avez qu'un citron, faites une citronnade. C'est ce comportement dont nous avons besoin. La psychologue Alfred Adler a dit : "*Une des qualités les plus merveilleuses de l'homme est sa faculté à transformer un désavantage en avantage. Le bonheur n'est pas surtout fait de plaisir, il est surtout fait de victoire qui provient d'un sentiment d'accomplissement, d'un plus réalisé à partir d'un moins. L'essentiel* *dans la vie n'est pas la faculté de tirer profit de ses gains. N'importe qui en est capable. Ce qu'importe vraiment, c'est de savoir profiter des pertes que l'on subit* ». Pour cela, il faut de l'intelligence, et ce talent qui fait toute la différence. Dede Kasay la définit comme étant avoir l'information exacte ou pour résoudre un problème ou une crise personnelle ou communautaire. Nos difficultés nous apportent une aide inattendue. Nous devons tirer profit de nos difficultés. Des quatre réactions, celle-ci est réaliste. Notre perception de nos problèmes est basée sur trois choses : les expériences du passé, les expériences présentes et l'évaluation personnelle. La façon dont nous avons fait face à nos problèmes dans le passé influencera grandement notre façon de les percevoir aujourd'hui.

Le passé dans la réalité

Selon Rick Warren : "*Beaucoup de gens se laissent conduire par la culpabilité. Ils passent toute leur vie à ruminer leurs regrets et à cacher leur honte. Leurs mauvais souvenirs les hantent. Ils laissent leur passé déterminer leur futur. Souvent, ils se punissent eux-mêmes inconsciemment en sabotant leur propre réussite.*"

Nos <<hiers>> exercent un étrange pouvoir sur nous. Une manière de nous faire perdre le courage est lorsque nous croyons que l'avenir ne pourra jamais être aussi meilleur que le passé. Lorsque nous regardons en arrière, il semble que la vie était meilleure dans tous les domaines. Selon JC Maxwell : "*Nous sommes ce que nous sommes aujourd'hui à cause de que nous étions hier et nos pensées aujourd'hui déterminent nos actions de demain. Nos jours passés ont tendance à envahir nos jours actuels avec du négativisme, dérobant notre joie et notre espérance*". Si nous nous attardons sur notre passé, il devient une menace pour notre futur. D'où la proposition d'Emerson : "*Finis chaque journée et finis une bonne fois pour toute. Tu as fais des gaffes et absurdités, mais tire un trait et oublie-les dès que possible. Demain est un nouveau jour ; tu le démarreras bien sereinement."*

Le passé nous sert de repère pour voir le chemin déjà parcouru jusqu'ici. Le président George Washington a dit : "*Nous ne devrions pas regarder en arrière, à moins que ce ne soit pour tirer des leçons utiles de nos erreurs passées et un avantage d'une expérience de vie chèrement payée.*"

L'être humain a tendance à être obsédé par ses failles, ses défauts ou ses manques, à s'appesantir sur le décalage qui existe entre sa vie actuelle et celle qu'il souhaiterait, entre ce qu'il a accompli et ce qu'il aurait pu ou désirerait accomplir, entre l'individu qu'il est et la vision idéaliste de la personne qu'il devrait devenir à ses yeux. Nous nous plaignons de ce que nous avons perdu sans se rendre compte de ce que l'on a. Daniel Katunda a dit : "*Les hommes aiment bien se concentrer sur ce qui leur manque, et ne considèrent pas ce qu'ils ont déjà. Et pourtant avec ce qu'ils ont déjà, ils peuvent acquérir ce qu'ils leurs manquent* ". C'est la mentalité de victime. John C. Maxwell a dit : "*Une mentalité de victime incite toujours les individus à se focaliser sur ce qu'ils ne peuvent pas faire, au lieu de se concentrer sur ce qu'ils peuvent faire. C'est la recette parfaite pour avancer d'échec en échec. Notre façon de voir la vie devient erronée et irréaliste, nous incriminons les autres avec des tonnerres d'accusations et nous renonçons de choisir de contrôler nos vies, nous éliminons les opportunités du succès."*

Le passé peut nous piéger parce qu'il semble si bon. Nous y sommes attachés. Nous refusons d'affronter demain parce que le souvenir du hier est si doux.

Beaucoup de gens n'entrent pas dans les expériences nouvelles. Parce que dans leurs cœurs, ils soupirent d'une manière continuelle après "comme c'était avant". Le passé a pu être merveilleux mais habituellement, il n'était pas aussi meilleur que nos mémoires ne les décrivent et dans tout événement. C'est encore le passé.

Mark Twain a dit : "*Faites des projets dans l'avenir. C'est là que vous allez passer le reste de votre vie*". On s'habille en fonction de là où l'on va. Mais le passé comporte un autre problème, et c'est exactement l'inverse. Il est difficile pour celui qui regarde trop à son passé de voir son avenir.

Certains d'entre nous ne peuvent pas envisager demain parce qu'ils sont hantés par leurs "hiers". Notre problème n'est pas tant de souhaiter ardemment pouvoir revenir aux années passées, mais de ne jamais être capable de les oublier. Elles nous rappellent le chagrin et la douleur, peut-être l'échec et déception cruelle ou la joie et la satisfaction, peut-être la réussite et le succès. C'est peut-être ce que nous ressentons en ce moment.

Il y a tant de choses dans la vie que nous aimerions faire, mais nous nous recroquevillons comme un animal soudainement pris dans les feux d'une voiture, incapable d'avancer ou de reculer : du fait de la blessure ou de l'échec subi dans le passé, nous avons perdu la confiance nécessaire pour continuer.

Il se peut que nous soyons victimes de torts causés par les autres ou bien nos propres torts. Ils nous ont peut-être fait payer un prix que nous n'aurions jamais imaginé devoir payer. Et nous disons que Dieu va agir. Cela ne veut pas dire que notre vie devient facile tout d'un coup, mais cela signifie certainement que demain ne ressemblera pas inéluctablement à hier. Les temps d'obscurité et les nuits des larmes, les souvenirs d'échecs passés ne doivent nous emprisonner à jamais. Car nous sommes le produit de notre passé, mais nous ne pouvons pas en rester captif malgré qu'il renait avec son cortège d'émotion a dit Rick Warren.

Il est vrai que prendre une décision implique d'être passé par un processus, et nous ne pouvons faire qu'un pas à la fois qui est lié à ce que nous avons vécu. Certes dans nos vies, nous avons des repères, des événements, des dates, des lieux qui balisent notre marche. Ils nous rappellent le passé. Ces souvenirs viennent alors nous remplir d'encouragement et de découragement à poursuivre les autres étapes de la vie.

Pour beaucoup, les souvenirs les hantent. Ils laissent leur passé déterminer leur futur. Souvent, ils se punissent eux-mêmes inconsciemment en sabotant leur propre réussite. Nous sommes le résultat de notre passé, nous ne sommes pas obligés d'en être prisonniers.

Nos plans ne doivent pas être limités par ce que nous avons vécu. Certains n'arrivent pas à comprendre que tout ce qu'ils peuvent accomplir de grand finit par être dépassé, les records sont battus, la célébrité disparaît peu à peu, et les hommages s'oublient. Nos actes définissent notre futur. La manière dont nous définissons notre existence détermine notre destinée. Pourquoi demeurer dans le passé ? Notre perspective influence notre façon d'investir notre temps et dépenser notre argent ainsi que la façon de l'utiliser.

Dans le fond de l'être humain, il y a trois choses importantes : la mémoire (les choses enregistrées dans le passé), la vue (ce qui se passe actuellement) et la projection (ce qui concerne l'avenir). Mais la mémoire exerce une très grande influence sur les deux autres. Le passé a de l'influence sur nos relations humaines. La perception que nous avons de nous-mêmes, et celle que nous avons de la personne d'autrui, sont influencées par les souvenirs inscrits dans la mémoire. Ces souvenirs jaillissent quand l'événement présent, l'autre, par sa façon d'être, par son langage, ses expressions, nous renvoie au passé disparu, mais pas oublié. Le pouvoir du passé se manifeste dans nos paroles et réactions. Un orateur ne parle qu'en fonction de ce qu'il connaît avant ce moment.

Il est possible que certaines situations, dans votre vie d'aujourd'hui, réactivent ces blessures du passé et libèrent malgré vous une charge émotionnelle disproportionnée par rapport à l'événement déclencheur. On appelle cela des élastiques. Quelqu'un qui est incapable de se défaire de blessures antérieures et des échecs. Il est pris en otage par le passé.

Tout ce que nous voyons, entendons et lisons nous instruit. Ceci, nous ne le trouvons que dans notre passé. Il nous instruit de la manière suivante :

- Dans le présent, le passé remet en cause notre système de penser ;

- Le passé en relation avec notre présent doit nous montrer nos erreurs, les corriger et changer ;
- Le passé nous permet de nous positionner par rapport au futur;
- Le passé ne cessera d'être notre instructeur pour la vie ;
- Sans souvenir du passé, on est sans référence. On dit que tout ce qui nous est arrivé reste stocké dans notre cerveau. Ce qui nous manque, c'est la capacité d'accéder à un souvenir à un moment donné. Cependant, certaines scènes, certains sons et odeurs vont nous replonger dans des souvenirs oubliés depuis longtemps.

Dans son livre intitulé : *Ce que j'aurais aimé apprendre plus tôt,* Rob Parsons a dit qu'il est probablement vrai que les leçons apprises durement sont celles qu'on retient le mieux. Pourtant, il ne devrait pas nécessairement en être toujours ainsi. Il aurait souhaité de tout cœur en apprendre certaines d'entre elles en entier plus tôt et plus facilement. Ceci est pour nous épargner de quelques années plus difficiles.

Comme l'a dit Lavoisier : "*Rien ne se perd, rien ne se crée, tout se transforme*". Notre passé est utile par son apport en information et lorsqu'il nous inspire un futur meilleur, nous montre nos erreurs et nos performances, il est inutile lorsqu'il nous inspire la peur, le souci, etc.

Voici quelques apports du passé :

- L'expérience donc un profil ;
- Il nous permet de nous positionner face à l'avenir ;
- Il nous instruit : il permet de beaucoup utiliser le temps et d'anticiper les problèmes du lendemain. Si un enfant veut toucher du feu, laisse-le faire. Lorsqu'il se brûlera, il saura que le feu brûle, a dit le poète Lutumba ;
- Il nous permet d'apprendre les choses que nous n'aurions jamais apprises autrement surtout par la souffrance ;
- Il est un garde-fou et un indicateur du chemin parcouru jusque-là ;

- Il nous indique à comprendre l'apport de la routine et l'innovation ;
- Il nous apprend à éviter ce qui nous nuit et aborder la vie du bon côté. Car si les événements du hier et les difficultés ne nous ont pas tué, il y a de l'espoir ;
- Il nous fait comprendre que tout ce qui arrive à notre vie a de l'importance ;
- C'est un élément de comparaison du présent : le temps passé à la recherche de ce qui était perdu nous révèle ;
- Il est une source d'inspiration ;
- Réussir là où nous avons échoué ;
- Nous permet de nous positionner par rapport au futur. Si nous avons tiré de bonnes leçons. Sans souvenir, on est sans référence ;
- Vous permet de vous rassurer avant d'agir lorsqu'on vous propose quelque chose ;
- Vous donne les convictions d'agir : cas de David face à Goliath.

Ceux qui excellent sont ceux qui savent profiter de n'importe quelle situation, si tragique qu'elle soit pour avancer vers le succès.

Le passé et les influences

Ce qui nous immobilise dans la vie, ce sont nos expériences du passé. Hal Elrod parle du « syndrome du rétroviseur ». C'est l'une des causes qui nous handicapent dans les relations humaines et dans d'autres aspects de la vie. Notre subconscient est équipé d'un rétroviseur à travers lequel nous revivons et recréons en permanence notre passé. Nous croyons à tort que nous sommes toujours la personne que nous étions. En nous référant aux limites de notre passé, nous empêchons ainsi notre potentiel actuel de s'exprimer. Celui qui est incapable de se défaire des blessures et des échecs antérieurs est pris en otage par le passé. Le bagage qu'il transporte rend la marche très difficile pour lui et il ne peut avancer. Il est presqu'impossible à une personne qui s'accroche aux échecs et aux difficultés de réussir. Une qualité clé dans la vie est la capacité à mettre derrière soi les événements du passé pour poursuivre la marche. Cette qualité permet d'aborder les défis de tous les jours avec enthousiasme et d'en faire un fardeau léger, un bagage personnel. Nos convictions, nos réactions, nos valeurs et nos expériences passées modifient en effet les types de représentations que nous nous faisons de la vie.

L'influence du passé se fait dans la pensée. Elle modifie la réalité. C'est un peu le même phénomène que celui décrit par Platon dans le mythe de la caverne : enchaînés dans une grotte, les hommes se font une image fausse de la réalité, car ils ne connaissent d'elle que les ombres déformées des choses projetées sur le mur par un feu allumé derrière eux.

Les problèmes du passé ont un impact sur nos vies. Les cinq caractères suivants révèlent que les personnes n'ont pas su se défaire des difficultés passées :

- Comparaison : elles parlent sans cesse de ce qu'elles ont enduré ;
- Rationalisation : elles trouvent des excuses pour expliquer pourquoi elles ne peuvent pas sortir des difficultés rencontrées dans le passé ;

- Isolement : elles s'éloignent de plus en plus des autres, autant qu'elles le peuvent ;
- Regret : elles vivent avec des sentiments de chagrin ;
- Amertume : elles sont remplies d'hostilité. Les expériences du passé peuvent nous rendre amers ou meilleurs. C'est à nous d'en faire le choix.

Pour sortir de cette situation, il faut :

- Reconnaître qu'il y a eu des choses dans le passé ;
- Identifier les contours des événements du passé ;
- Considérer le passé avant d'envisager l'avenir ;
- En tirer des leçons ;
- Partager avec une personne mature. En d'autres termes, traiter cette affaire. Ce traitement exige de : pardonner à la personne qui vous a causé du tort, se pardonner à soi-même et être déterminé à se libérer du passé ;

- Se tourner vers l'avenir.

Toutes ces étapes résultent d'une prise de conscience, pour une dissociation du passé afin de reprogrammer son avenir. Billy Graham a dit : "*Ne regardez pas le passé avec chagrin, il ne reviendra pas. Il n'y a qu'une seule manière de réfléchir au passé, utile et constructive : analyser posément nos erreurs, en tirer les leçons profitables puis les oublier.* "

Le passé : un refuge dans l'insécurité

Un refuge est un lieu où l'on se retire pour échapper à un danger afin de se mettre à l'abri. Mais en ce qui concerne ceux qui utilisent leur passé pour se réfugier dans le présent, leur passé dans le présent les exposent face au présent sans le savoir. Le présent pour ces derniers constitue une menace. C'est ainsi qu'ils s'abritent dans le passé sans pour autant avoir cette sécurité voulue.

A l'époque, nous nous sommes limités à ce que tout ce qui a été demeurera : nous n'avons pas pensé à l'avenir. Lorsque j'étais à l'école primaire, j'enviais une Mercedes 190 parce qu'à l'époque elle faisait partie des plus belles voitures. Vers la fin de mes études universitaires, c'était le Mercedes ML. C'est ainsi qu'il est inutile d'être orgueilleux, parce que ce que l'on possède aujourd'hui sera démodé demain. C'est ainsi lorsqu'on a quelque chose. Il est nécessaire de penser à demain. On a cru que l'honneur demeurerait : l'honneur est comme un parfum dont l'usage est externe. C'est du poison lorsqu'on le boit, c'est ce qui engendre l'orgueil qui précède la chute lorsqu'on se laisse facilement manipuler par la flatterie. Il est difficile de cultiver l'humilité. On commence la recherche de la gloire, de l'approbation des autres. L'orgueil est l'un des grands dangers de l'homme. Ce qui conduit aux abus. On considère ce qu'on a vécu comme une fin en soi pendant que le temps s'écoule toujours. On a oublié que dans la vie rien n'est acquis pour toujours.

La question est de savoir pourquoi beaucoup se réfugient dans le passé. Face à cette question, nous pouvons donner des réponses. Voici les quelques réponses trouvées face à la question de savoir pourquoi le passé devient un refuge :

- Nous n'avons pas su tirer les leçons révélées par le passé ;
- Le passé n'a pas servi à notre instruction dans le présent. On stagne pour un futur en danger ;
- Nous considérons le passé meilleur que le présent. Et comme une zone de

confort, c'est-à-dire qu'on s'est limité dans le temps passé pendant que tout est sujet au changement ;

- Nous n'avons pas eu un esprit ouvert à comprendre le temps : tous les hommes qui ont changé les cours de l'histoire avaient un esprit ouvert, c'est-à-dire qu'ils étaient prêts à comprendre les choses au-delà de ce qui se voit et aptes à apprendre. Ils ont cessé de se fier au cours normal des choses pour en comprendre les raisons profondes et voir déjà le changement à opérer. Il ne suffit pas d'avoir un esprit ouvert, il faut agir ;
- On veut se faire valoir pendant que la valeur n'est plus : c'est comme un homme qui avait la veste le matin, et l'après- midi n'en a plus, mais il veut faire croire à ceux qu'il en avait à ceux qui ne l'ont pas vu ;
- C'est lorsqu'on veut être dans le présent avec ce que l'on a perdu : lorsqu'on parle trop de son passé, on nous accuse d'être morbide. Ce n'est pas regarder la vie du bon côté ;

- On veut faire voir ce que l'on n'a pas. Quand j'étais, lorsque j'avais nous met sous stress.

Le passé un refuge dans l'insécurité : c'est un homme qui vit dans des difficultés présentement qui pense et parle de son passé pour chercher à se valoriser pendant qu'il se dévoile. Mais il ne nous est pas interdit de parler de notre passé. Il est nécessaire d'en parler comme un moment de la vie qui nous a inspiré et que notre expérience doit fournir des leçons aux plus jeunes pour leur éviter la souffrance. Ce que vous manquez ne fait pas de vous moins homme que les autres. Le jour où vous aurez ce qui vous manque, vous allez vous rendre compte qu'il y a encore d'autres choses dont vous avez besoin.

Il y a plusieurs types de refuge : le présent, le futur, les études, l'argent… Un refuge dans l'insécurité : c'est tout état psychologique qui empêche l'homme à être réaliste de sa situation mais tout en cherchant à se sécuriser.

Lorsqu'on cherche à se sécuriser, on commence à avoir ou à chercher un bouc émissaire du passé par des phrases telles que : si je suis comme ceci c'est à cause de ou de telles circonstances. Ainsi, nous pouvons trouver toute sorte d'excuse pour rester dans notre médiocrité naturelle ou pour renoncer à nos efforts que nous devons faire pour améliorer notre condition. Mais nous sommes le seul responsable de tout ce qui nous arrive.

A la question de savoir pourquoi les gens ne nous considèrent pas par rapport à notre passé ? Quand bien même en Afrique, on dit : "*On ne finit pas d'avoir peur de la mue d'un serpent*" :

- Le monde a besoin du concret et d'avancer. Ce qui est passé peut nous aider dans le futur. Mais lorsqu'il n'en est pas ainsi, c'est inutile ;
- Le monde rend un culte à ceux qui ont atteint la réussite dans le présent et nous nous émerveillons de leur style. Cela se voit par le média ;

- On considère un homme par rapport à son apport. On se souvient d'une personne à cause de deux choses, la solution apportée ou les problèmes causés ;
- On ne travaille qu'avec le présent.

Jean-Baptiste Sumbela a dit : "*Si tu ne construis pas un trône aujourd'hui, demain tu vas t'asseoir par terre*". Le présent peut aveugler dans la mesure où on oublie ou on ne sait pas quel sera son futur. L'homme est toujours en quête d'une vie meilleure.

La plupart des gens, lorsqu'une personne utilise des propos déconsidérants à leur égard en temps de crise ou position de faiblesse, évoquent leur passé : j'étais ceci, j'avais fait, aidé, contribué, etc. Ils se mettent sur la défensive pour se faire valoir. Que fera-t-on avec ce qui n'existe plus.

Sur la défensive, l'objectif est de se sécuriser personnellement. Or ils se dévoilent eux-mêmes de ce que leur passé a été. Ils disent sans pour autant savoir que c'est leur propre honte. Ce sont des élèves (étudiants) brillants d'hier au chômage, les stars, vedettes, les autorités d'hier. Les gens qui ne font que penser au passé, sont inactifs, presque morts dans le présent. Votre passé fait de vous un spectateur de la vie. Se réfugier dans le passé, c'est vous rendre inutile dans la société. C'est signer votre certificat de décès tout en demeurant physiquement vivant. Parce que pour nous, toute notre vie est restée dans le passé.

Le passé : une prison et un cimetière

Il y a ce que John C. Maxwell appelle la nostalgie des rétrogrades. C'est l'affliction des gens qui parlent continuellement du bon vieux temps. Ils parlent tout le temps du passé comme étant mieux que le présent. Ils ne voient que les bonnes choses du passé sans se souvenir ou sans vouloir se souvenir du mauvais moment. Comme le dit le dicton : "*Si les si et les mais étaient des friandises et des noisettes, nous aurions tous un joyeux Noël*".

Le passé peut être une prison. Dans le sens où comme un prisonnier qui voit ses droits limités lorsqu'il est dans sa cellule. Il ne cesse de penser à ce qu'il était capable de faire lorsqu'il était libre. C'est comme ça que beaucoup de personnes pensent leurs vies. Elles croient que tout est resté dans leur vie passée. Pendant que vivre c'est l'art d'employer le reste, a dit Daniel Kawata. Vous êtes utile avec ce qui vous reste. On dit souvent que le temps passé ne revient plus.
C'est aussi croire être incapable dans le présent. Quel que soit votre présent difficile,

vous pouvez rebondir. Le monde veut avancer. Barack Obama avait dit : "*Le monde évolue, nous devons évoluer avec lui*". Sinon on sera en perte de vitesse. Tant que vous vivez, il y a de l'espoir. Vaut mieux un chien vivant qu'un lion mort selon la Bible.

Plusieurs sont de ceux qui croient que toute leur force, aptitude, capacité sont restées dans le passé. De telle manière qu'ils sont incapables de réagir face au pétrin actuel dans lequel ils se retrouvent. On se met plus à exalter ce que font les autres, ce qui n'est pas mal. Pendant qu'on sait ce qu'il faut faire. On ne veut pas ou on ne se sent pas ou plus être capable. On a acquis la certitude que les autres sont plus capables que nous. On croit que c'est fini. C'est ici qu'il faut une chose, mais nous ne voulons pas en payer le prix.

Lorsqu'on est prisonnier du passé, cela n'est qu'un effet. C'est ainsi qu'il y a des éléments qui nous maintiennent captif. Dans une cellule de la prison et dans une chambre d'hôtel, il peut y avoir le même confort, mais les sentiments sont différents.

La nostalgie

Elle vient lorsque le présent n'est pas à la hauteur du passé. C'est l'admiration permanente de son passé dans le présent. Lorsqu'on regarde ce que l'on a été et ce que l'on est. On a honte du temps présent. Tout ceci détruit notre psychologie. On regrette tout en exaltant ce qu'on a perdu. On ne peut rien faire avec ce qu'on a perdu. On est utile avec le reste. Vivre, c'est l'art d'employer le reste a dit Daniel Kawata. On est tellement victime du passé qu'on ne voit pas une lueur d'espoir. Cela pousse à ruminer nos échecs. On se plaint et accuse les autres. Certes, un homme qui gémit n'a pas ce qu'il désire. On se dit victime de son environnement et du contexte social, politique et religieux. C'est ainsi aujourd'hui, on a un passé riche, un présent pauvre et un avenir incertain tant que nous sommes prisonnier du passé. Cette prison du passé se voit quelque fois par les refus à toute réforme, innovation et aux nouvelles technologies. On veut que tout soit comme avant.

Nous ne voyons pas toujours les possibilités qui nous sont offertes et grâce auxquelles nous pouvons faire de notre vie exactement ce que nous voulons qu'elle soit. Ce qui nous apparaît quelque fois comme un grave problème peut être vu comme une chance nouvelle à condition que nous arrivions à sortir des schémas de perception habituels.

Retourner dans la passé : c'est nier le présent et toutes les innovations. Aussi pour beaucoup de pays en crise, ils disent que le passé était meilleur que ceci. On trouve le passé meilleur qu'aujourd'hui. Pendant qu'à l'époque, on était toujours à la recherche du meilleur. On cherche à retourner dans le passé parce qu'on l'a déjà vécu. L'homme a peur de l'inconnu. Cette incertitude du futur conduit à s'emprisonner sans le savoir. Il m'est aussi arrivé de penser à mon passé à une époque de vache maigre. A l'époque, je faisais le pied quatre heures de marche presque chaque jour aller et retour de chez nous à l'université. A la maison, il y a des jours où on passait des journées sans manger. Je commençais à me dire que mes parents n'avaient sûrement pas les moyens mais dans le passé, ils voulaient que j'étudie dans les bonnes écoles maintenant comme leur moyen financier font défaut surement. Lorsque la perspective de ma vie à changé. Je peux me dire comme l'a dit Rick Waren : nous sommes les produits de notre passé mais nous ne pouvons en rester captifs. La valeur d'une vie n'est pas dans la durée mais de ce que l'on en fait a dit John C. Maxwell.

L'irresponsabilité permanente

Hal Elrod a dit : "*Quelle que soit notre situation passée ou actuelle, cela implique d'abord d'accepter l'entière responsabilité de chaque aspect de votre vie et de refuser de rejeter la faute sur les autres. Le degré d'acceptation de votre responsabilité pour tout ce qu'il vous arrive dans votre vie correspond précisément à la force de votre mental de changer ou créer quelque chose dans votre existence*".

Dans cette prison et cimétière, on considère les autres comme responsable des difficultés actuelles. On veut toujours établir les responsabilités. Ce qui n'est pas mauvais d'une part, mais nous nuit lorsqu'on s'oublie soi-même comme responsable. On pointe du doigt pour que quatre doigts se retournent contre nous. Souvent, on aime dire à qui la faute ? On préfère jouir de son pseudo confort que de se regarder soi-même et on croit toujours avoir des excuses. On accuse les autres dans certaines circonstances de la vie. Tout en oubliant que ce que les autres peuvent faire de nous dépend de notre consentement. On dit toujours : c'est la faute de, au lieu de s'en prendre aux vraies causes de la situation. On peut établir les responsabilités mais parfois les réponses ne sont pas la fin de l'histoire. Si nous n'avons pas le choix de ce que nous vivons, nous avons toujours le choix de comment nous le vivons. Chacun de nous est responsable de ses choix, de son comportement et des résultats obtenus. Il y a ceux qui sont atteints par ce qu'Anthony nomme syndrome du Niagara. Les gens se laissent conduire comme la chute d'un cours d'eau. Lorsqu'on leur pose la question sur la situation de leur vie, ils répondent que c'est le destin. En d'autres termes, ils se laissent tomber comme une feuille morte, emmenés par les courants du passé. Dans cette situation, Thomas

Sammut a dit : "*Notre avenir ne sera qu'une éternelle répétition de ce que nous connaissons déjà (c'est le propre de la situation de la victime, cherchant sans cesse des excuses pour expliquer ce qui ne va pas...), soit nous nous servons lucidement de notre passé pour créer en conscience notre avenir*".

Notre vie est influencée par ceux qui nous entourent. L'homme étant un être social, lorsque son comportement passé n'a produit de gain au présent. Par exemple : les échecs fréquents. On se sent obligé de changer. Mais le grand problème, c'est que l'on se remplit la tête de ce que les autres disent. Aussi, ces derniers ne cessent de nous rappeler ce qu'on a été. Il y a ceux qui disent : si tu étais, si tu avais, en nous faisant croire que tout est resté avec nous dans le passé et que maintenant on est inutile. Vivre nos vies en ayant toujours à l'esprit la question : qu'est-ce que les autres pensent de moi est épuisant, et c'est une prison. Nous ne sommes pas sans savoir que les avis des autres sont capitaux. L'opinion des autres n'est pas mauvaise en soi elle peut nous permettre de nous améliorer, mais également nous nuire. Nos vies sont la conséquence de nos choix. Rejeter la faute sur les autres, sur notre environnement, sur d'autres facteurs extérieurs, c'est décider de leur donner prise sur nous. Nous choisissons soit de vivre notre vie, soit de laisser les autres la vivre à notre place.Nos vies sont la conséquence de nos choix.

JC Maxwell a dit : "*Dans notre société, il est populaire de croire que nous sommes les victimes de nos situations*". Voir les autres comme responsables nous empêche de faire une introspection pour tirer des leçons pour apprendre. Au lieu de voir les autres comme source de nos difficultés. Nous ne devons pas oublier qu'ils ont des choses à nous apprendre au lieu d'être nos boucs émissaires. Chaque jour qui passe, nous avons quelque chose à apprendre. Ce que nous apprenons, nous en sommes le seul bénéficiaire. Reconnaître notre responsabilité nous permet d'apprendre afin de trouver la solution, reconnaître sa responsabilité. C'est aussi reconnaître que l'on peut se tromper. Il est nécessaire d'accepter la réalité. Lorsque vous êtes en difficulté, chercher un bouc émissaire ne changera pas la situation.

La réalité est que la vie n'est pas facile. Certes, elle nous cache bien des choses et c'est plus tard que l'on s'en aperçoit. Dans la vie, tout ce que l'on veut ne s'obtient jamais sans effort. La vie n'est pas seulement difficile pour vous, mais pour tout le monde. Voir la vie facile pour les autres n'est qu'une mauvaise impression de la vie. Il est inutile de blâmer et de condamner vos parents ou toute personne qui vous a fait du mal au cours de votre vie. Il est temps de quitter votre rôle de victime. Prendre ses responsabilités est la qualité la plus importante pour toute votre vie. Selon Yvan Castanou : "*Chaque fois que vous blâmez quelqu'un d'autre pour ce que vous êtes aujourd'hui, vous êtes, sans le savoir, en train de transmettre à quelqu'un d'autre la responsabilité de votre vie. Vous conférez implicitement à cette personne le pouvoir de contrôler à distance*".

Dans la vie, nous avons le choix d'assumer ou de fuir nos responsabilités. Ne pensez jamais que ce que vous devez être et avoir se trouve chez quelqu'un d'autre. Chacun dans la vie à sa part. Ne suivez pas ceux qui vous disent que vous n'êtes pas capable. Vous seul savez ce dont vous êtes capable.

Selon l'ancien Amiral de l'US Navy William H.MC Raven : "*C'est facile de rejeter la faute de son malheur sur des forces extérieures, de baisser les bras, persuadé que cela ne sert à rien de lutter contre le sort. C'est facile de penser que votre milieu social, l'éducation que vous ont donnée vos parents ou les écoles où vous êtes allés déterminent entièrement votre avenir. Il n'y a rien de moins vrai. Les gens ordinaires, les grands hommes et les grandes femmes de ce monde se sont définis malgré et contre les injustices de la vie, à l'instar d'Helen Keller, Nelson Mandela*".

La peur

Cette peur est celle de l'inconnu. On veut toujours agir à ce qu'on est habitué. Elle est la cause du stationnement de la vie de plusieurs. Emerson a dit : "*La peur fait échouer plus de gens que n'importe quel fléau au monde*". Elle vient simplement au manque d'habitude, de l'ignorance et d'incertitude. C'est le cas, surtout après des échecs. Dale Carnegie a affirmé ceci :

- Votre cas n'est pas unique ;
- Certains doses de trac sont utiles pour nous préparer davantage et ;
- Un grand nombre de gens ont assuré que les tracs ne les ont jamais quittés de ce qu'ils font habituellement.

Elle nous fait perdre du temps en nous maintenant dans le passé. Aussi nous pensons rarement à ce que nous possédons mais toujours à ce qui nous manque et nous avons cette tendance à croire que ce qui nous manque constitue la plus grande tragédie de la vie.

Selon Rick Warren : "*Beaucoup de gens se laissent conduire par la peur. Leurs peurs peuvent être la conséquence d'une mauvaise expérience, d'attente irréaliste, d'une éducation trop autoritaire ou même de prédispositions génétiques. Dans tous les cas, ils passent à côté d'occasions rêvées parce qu'ils ont peur de se lancer. Ils jouent la carte de la sécurité en évitant les risques et en essayant de maintenir les choses telles quelles*".

Le temps et les circonstances

L'auteur Glenn Clark donne le conseil suivant : "*Si vous souhaitez voyager loin et vite, voyager léger. Enlevez toutes vos envies, vos jalousies, votre manque de pardon et votre égoïsme ainsi que vos larmes. Les personnes qui n'ont pas relégué au passé leurs blessures ont du mal à voyager léger. Elles agissent et réagissent différemment des personnes saines*".

Certes, il y a des événements qui nous ont marqué dans le temps de gloire ou de crise d'une part, et d'autre part ont engendré en nous la peur d'affronter les événements. Tout est dynamique. C'est le fait de se voir toujours victime d'un événement qui a eu lieu certainement dans le temps. C'est ainsi que beaucoup se défendent face au temps présent par exemple par ce qui suit : depuis la crise financière de 2008, depuis la faillite de mon entreprise, le licenciement de 2010, je suis tel que je suis. Certes, il y a des événements qui nous ont ruinés. Comme, je ne cesserai de le dire, nous sommes les produits de notre passé, nous ne pouvons pas en rester captifs. On peut nous licencier, piller, mettre fin à notre contrat, mais cela ne nous a pas pris le courage et la persévérance. Je suis conscient que nous aimons tous vivre dans la quiétude. Lorsque des événements malheureux arrivent, nous sommes dans l'obligation de les affronter tels quels. Car le drame dans la vie, ce n'est pas ce qui nous arrive, mais la manière dont nous le gérons a dit Ryan Holiday. Un jour, l'un de mes frères m'a raconté une histoire dont il avait pris connaissance par une personne qui avait suivi l'une des prédications du bishop David. O. Oyedepo. Il a posé la question à un homme : Pourquoi il est chômeur ? Cet homme répondit au bishop : je suis orphelin de père. Le bishop lui dit : tu es orphelin de père, mais tu n'es pas orphelin de tête. Cet homme avait quarante ans. Beaucoup sont restés captifs du jour de la perte d'un être cher et autres événements malheureux. Je sais que ce n'est pas facile de se remettre de la perte d'un être cher. Pour s'en sortir, il suffit seulement de reprendre courage. Le découragement vient de l'ignorance du bonheur qui est dans l'avenir.

J'ai aussi entendu une dame née au cours de la décennie des années 1950 qui se plaignait en 2007 que nous si nous n'avons pas étudié, c'est à cause de notre oncle chez qui nous avions grandi. Il ne voulait pas payer l'école pour nous. Or depuis, les années 1980 que ses mains brassent de montants 100 fois plus que le frais d'études. Ainsi, on veut se faire souvent victime de temps et de circonstances pendant qu'on est capable de relever le défi.

Quel que soit notre degré de prévision, il y aura toujours des événements malheureux qui nous surprennent toujours de loin ou de près. Malgré ce qui peut arriver, c'est notre réaction qui compte : soit on subit, soit on cherche la solution.

William H MC Raven nous donne cet encouragement : *La vie est ponctuée de moments difficiles, mais il y aura toujours quelqu'un pour qui c'est encore plus dur. Si vous vous contentez de vous apitoyer sur votre sort, de vous plaindre de vos déboires, d'en vouloir aux circonstances ou aux autres, alors votre existence sera longue et pénible. Si au contraire vous refusez de renoncer à vos rêves, si vous tentez bon malgré et contre tout, alors vous aurez la vie que vous vous serez bâtie, une vie pleine de belles et grandes choses.*

L'individualisme

L'homme est un être social. Certes les difficultés peuvent nous faire croire qu'on est le seul à souffrir. Ce qui n'est qu'une impression. Le fait de vouloir ramener la vie vers soi-même, nous conduit à la solitude qui conduit à l'extrémisme qui nous fait voir que nous sommes le seul à vivre dans les difficultés. C'est ainsi que la plupart des hommes qui vivent en situation de difficultés financières traitent ceux qui s'en sont sortis d'orgueilleux. Voilà pourquoi ce sont souvent les <<pays pauvres>> qui ont des propos méchants envers <<les riches>>. Aucun homme ne s'en est sorti sans l'aide de son semblable. Nous ne devons pas ignorer l'interdépendance dans la destinée. Ce que je dois devenir est entre les mains d'un homme que je connais ou que je ne connais pas encore. Notre vie est trop courte pour que nous puissions tout apprendre de notre propre expérience. Dans cette solitude, on se dit : si j'avais, si j'étais. On se croit inutile dans le présent. On se fait croire à soi-même que tout est resté dans le passé. Or, nos capacités et possibilités sont avec nous tout le temps. Donald Muller a dit : "*L'immaturité revient à croire que la vie n'est qu'un film dont on est soi-même la star*".

Les gens sortent de formation avec de grands diplômes prestigieux mais avec une ignorance éloquente des relations humaines. Dans la réalité, l'éducation ne favorise pas toujours la maturité affective. La méfiance devient alors, par la force des choses, l'attitude de défense la plus usuelle contre la possibilité d'échec ; elle est donc un produit culturel et se confirme comme une maladie de la société. L'autre nous révèle à nous-même et se révèle à nous, il fait apparaître par sa présence nos qualités et nos défauts, il transforme notre existence pour en faire un paradis ou un enfer.

Nous avons tous besoin les uns des autres quoique nous ne recevions rien de personne, déclare Malebranche. C'est là une vérité qui révèle l'indiscutable besoin d'échange mais également les difficultés à croire en la bonne volonté d'autrui. Parler de relations humaines sans se référer au contexte culturel et économique à l'intérieur duquel l'individu tisse ses rapports aux autres relève de l'utopie si, au niveau des institutions, petites ou grandes, persistent des rapports de domination et si, sous l'influence de facteurs étrangers à l'esprit humaniste, les inégalités se renforcent inexorablement. Dans notre vie quotidienne, nous avons tous besoin d'établir avec nos semblables des relations saines et bienveillantes, de bonnes relations de travail, affranchies de toute acerbité, car notre nature humaine fait de nous des êtres sociaux et éduqués.

Les rêves brisés

La vie ne se déroule pas toujours selon nos souhaits. Ceux qui sont captifs de rêves brisés sont les partisans de si j'avais, si j'étais. Avec des "si", on mettrait Paris en bouteille. Ils sont captifs de ce qu'ils devaient être ou avoir. Ils supposent ce qu'ils n'ont jamais, mais qui pouvait exister. Surtout pour ceux qui n'ont pas eu l'occasion d'atteindre un certain niveau d'étude, ils ne cessent de le dire aux gens comme cause de leur malheur, aussi pour ceux qui ont raté un voyage eldorado. Ainsi, ils croient que ces études et voyage pouvaient améliorer les conditions. Ceux qui ont des rêves brisés pensent que si ces rêves s'étaient réalisés, ils auraient une vie sans problème. Tout le monde a des problèmes. Il y a aussi des gens qui vous ont fait des promesses, mais ne les ont jamais réalisées ou ils sont morts. Je me souviens de quelqu'un, étudiant à la faculté d'agronomie. Un jour lors d'une visite familiale, l'une de ses tantes lui avait promis de contribuer financièrementà la création d'une ferme. Une année avant la fin de ses études, sa tante est décédée. Il y a beaucoup d'autres cas similaires. Si vous êtes dans cette situation, vous devez savoir que la vie continue. Si quelqu'un vous a promis une chose et qu'il n'a pas tenu sa promesse, vous ne devez pas haïr cette personne, vous devez savoir que vous pouvez aussi avoir ce que l'on vous a promis par vos propres efforts. Votre vie ne se limite pas à une promesse.

Vous pouvez vous obnubiler sur ce que vous avez raté. Mais vous pouvez aussi restructurer l'expérience en vous focalisant au-delà de ce qu'elle a été sur ce qu'elle vous a appris. Chacune de nos expériences possède de multiples significations. Si tu fais ce que tu as toujours fait, tu obtiendras ce que tu as toujours obtenu. Comme l'a dit un jour John Naisbitt : "*La meilleure façon de prédire l'avenir est de se faire du présent une idée claire. La vraie souffrance, pour vous, serait de rester sans agir ! Le plus grave, c'est de ne pas avoir essayé*".

Tout le monde a vécu un événement malheureux. Comme toujours, il perturbe la vie. Mais la vie continue. Face au rêve brisé, certains répondent, c'est le destin. Voici la question qui a été posée à un homme : Quel est le plus grand mensonge au monde ? Demande un garçon. Voici la réponse : c'est qu'à un certain carrefour de notre existence, nous perdons la mainmise sur ce qui nous arrive, et que notre vie est alors dirigée par le destin. C'est là le plus grand mensonge. Nous n'avons pas toujours cette mainmise, mais nous choisissons comment le vivre.

La société ne nous définit pas en fonction de ce qu'on devrait être ou avoir, mais en fonction de ce que l'on est ou on a. On est tellement victime qu'on oublie qu'il y a des événements que nous créons nous-mêmes que l'on ne sache ou pas et ce que l'on subit volontairement ou pas. Une chose paraissait indéniable : ce n'est pas ce qui se passe qui compte, mais la façon dont nous nous le représentons et dont nous réagissons. Ce qui distingue le gens, c'est la manière dont ils se représentent leur expérience, la manière dont ils choisissent de communiquer avec eux-mêmes. Voilà ce qui différencie ceux qui réussissent et ceux qui échouent.

Selon l'ancien Amiral de l'US Navy William H. Mc Raven : "*La vie est ponctuée de moments difficiles, mais il y aura toujours quelqu'un pour qui c'est encore plus dur. Si vous vous contentez de vous apitoyer sur votre sort, de vous plaindre de vos déboires, d'en vouloir aux circonstances ou aux autres, alors votre existence sera longue et pénible. Si au contraire vous refusez de renoncer à vos rêves, si vous tenez bon malgré et contre tout, alors vous aurez la vie que vous vous serez bâtie, une vie pleine de belles et grandes choses. Si vous commencez chaque journée en ayant accompli une tâche, trouvez quelqu'un pour vous aider, respectez tout le monde, sachez que la vie n'est pas juste et que vous échouerez souvent, mais si vous prenez des risques, vous avancerez malgré les difficultés*".

L'avenir a plusieurs noms, pour les faibles, il se nomme l'impossible, pour les timides, l'inconnu, et pour les penseurs et les vaillants, l'idéal. Il n'y a que lorsqu'on manque quelque chose que l'on se rend compte de sa préciosité.

L'échec

Selon Florence Scovel Shinn *:* "*L'homme trop sûr de lui-même rencontre souvent l'échec lorsqu'il se fait davantage confiance.*" C'est parmi les éléments qui nous maintiennent plus en captivité que d'autres. Il y a des gens qui ont tellement échoué que lorsqu'on leur pose la question de savoir pourquoi ils ne font plus ce qu'ils faisaient avant ; la réponse, j'ai tout fait mais ça ne réussit pas. Ils sont abattus et découragés. J'ai un adage que j'ai écouté dans la série ivoirienne ma famille qui dit : "*Découragement n'est pas ivoirien*". Donc chez un Ivoirien, c'est le courage et la détermination. Après des années, c'est devenu : découragement n'est pas ivoirien, impossible n'est pas camerounais, croire c'est congolais et tout est possible à celui qui croit. Thomas Edison savait que la chose qui est un échec est l'abandon. L'échec est inscrit dans la réussite. L'échec a toujours une justification. La réussite ne se justifie pas. Lorsqu'on se laisse vaincre par un sentiment d'échec, on ne parvient pas en sortir.

Moi-même, il m'est arrivé d'échouer ou de ne pas arriver à ce que je visais. J'ai postulé plus de 100 fois une année après mes études pour des stages, formations ou un emploi. Une fois, j'ai été engagé pour un contrat de trois mois seulement. Après j'ai chômé pendant près de trois ans. J'ai vécu dans beaucoup de difficultés. Je connais quelqu'un qui a chômé pendant dix ans en cherchant du travail. Aujourd'hui, il est diplomate. Dans la vie, nous souhaitons ne jamais échouer. Mais, il nous arrive d'échouer. J'ai compris dans ma vie et celle des autres que je peux tout perdre, mais pas le courage. Il est le pilier de la foi. Il y a des moments dans la vie où nous avons besoin d'être encouragé. Lorsque les encouragements des autres ne sont plus d'actualité, nous devons et pouvons les produire seul. Cette production peut se faire avec des citations telles que :

- Découragement n'est pas ivoirien, impossible n'est pas camerounais, croire c'est congolais et tout est possible à celui qui croit.
- Je sais qu'un jour ça finira par marcher.
- La vallée n'est qu'un chemin. Entre deux sommets de montagnes, il y a la vallée. Celui qui marche dans la vallée finira un jour au sommet d'une montagne.

Lorsque j'avais débuté mes études universitaires, j'ai lu la Bible dans Ecclésiaste 9:4 qui dit : "*Pour tous ceux qui vivent, il y a de l'espérance ; et même un chien vivant vaut mieux qu'un lion mort*". Malgré mille et une difficultés, j'ai terminé. Il m'est arrivé un jour après mes études de constater que si j'en suis arrivé là où je suis, c'est grâce au courage. Je n'ignore pas la grâce de Dieu.

La plupart des héros et hommes célèbres d'aujourd'hui ont échoué hier, mais ne se sont pas laissé décourager. Chacun doit se dire : un jour, si j'abandonne, que faire d'autre ? Mieux vaut oser. Ne rien faire aujourd'hui, c'est disparaître demain. L'avenir, c'est aujourd'hui. Un professeur dans une université des USA fit un aveu étonnant : "*On estime généralement, explique-t-il, qu'un homme comme moi écrivain et titulaire de quatre chaires universitaires possède nécessairement une intelligence supérieure. C'est totalement faux, mes proches le savent parfaitement. Il n'y a pas un homme célèbre né, ni orateur, ni star, tous les hommes ont d'abord échoué. La liste n'est pas exhaustive*".

Après l'échec, on voit que tout devient difficile pour recommencer. Rien n'est facile dans la vie, mais avec l'effort tout devient réalisable. La vie est une succession de problèmes. Nous avons le choix : soit de gémir, soit de les résoudre.

En cas d'échec, nous avons deux choix :

- Rejet de la faute sur les autres : c'est une manière de se préserver de la douleur, en d'autres termes se dédouaner de la situation et trouver des excuses. C'est dans ce cas où les gens disent qu'ils sont des victimes.

- Accepter sa responsabilité : cette situation est pénible, pouvoir assumer sa part de responsabilité. C'est le bon choix à faire. Cette acceptation permet d'observer ses erreurs pour ne pas reproduire la même situation. Elle permet aussi d'apprendre.

Lorsque nous ne voulons pas accepter notre échec, nous avons quatre réactions selon John C. Maxwell :

- L'explosion : nous réagissons avec colère et ressentiment, en accusant les autres, en réclamant des compensations.
- Le camouflage : nous essayons de dissimuler nos erreurs pour protéger notre image et nous-mêmes. Nous pensons que faire une erreur, puis s'en excuser, fait alors deux erreurs.
- Le recul : nous nous retirons et prenons des distances avec ceux qui pourraient découvrir notre erreur.

- L'arrêt : nous levons les mains et abandonnons. De cette manière, nous ne répondons jamais judicieusement à l'erreur.

Lhouva Ekaola a dit : "*Tu peux échouer, mais tu n'es pas un échec*". Il a ajouté aussi : "*Ce qui est fini n'est pas encore fini*". Les réactions humaines face à l'échec sont souvent le découragement et l'abandon. Ainsi, ce n'est pas ce qui nous arrive qui est tragique mais notre manière de réagir. *Le succès est la capacité d'aller d'échec en échec sans perdre son enthousiasme* disait Winston Churchill.

Voici une histoire racontée par William Mac Donald : "*Un homme aux Etats-Unis avait échoué dans les affaires. Il s'est présenté aux élections et a perdu. Il s'est à nouveau lancé dans les affaires et a fait faillite. Finalement, après avoir été élu, il a souffert d'une dépression nerveuse au cours des dix années qui ont suivi, toutes ses tentatives pour être élu comme porte- parole représentant et membre du congrès, mais n'a pas été élu une deuxième fois. Il a tenté d'être élu sénateur, mais en vain. L'année suivante, il a été battu lors des élections à la vice-présidence. Il a fait une nouvelle tentative d'entrer au Sénat, et a subi un nouvel échec. Finalement, après tous ses revers, il a été président des Etats-Unis. Son nom est Abraham Lincoln. Cet exemple est une démonstration de la persévérance".*

La même histoire par Anthony Robbins :
Il fit faillite à l'âge de 31 ans,
Il fut battu aux élections législatives à 32 ans,
Il fit de nouveau faillite à 34 ans,
Il vit mourir sa petite amie à 35 ans,
Il eut une dépression nerveuse à 36 ans,
Il fut battu aux élections locales à 38 ans,
Il fut battu aux élections au congrès à 43 ans,
Il fut battu aux élections au congrès à 46 ans,
Il fut battu aux élections au congrès à 48 ans,
Il fut battu aux élections au Sénat à 55 ans,
Il ne put s'inscrire aux élections à la vice-présidence à 56 ans,
Il fut battu aux élections au Sénat à 58 ans,
Il fut élu président des Etats-Unis à l'âge de 60 ans.Cet homme s'appelait Abraham Lincoln.

L'échec n'est pas éternel. D'après John C. Maxwell : "*Trop de gens, lorsqu'ils échouent, érigent un monument en mémoire de leur échec et passent le reste de leur vie à lui rendre hommage. Les gens dressent des monuments à partir de leurs échecs en disant : j'ai essayé, et ça n'a pas* *fonctionné. Ils ont dit que c'était impossible, et ils avaient raison*". Mark Twain a dit : "*Si un chat s'assoit une fois sur un poêle chaud, il ne le fera plus jamais. Le problème est que le chat ne s'assoira plus sur aucun poêle même froid. Il ne s'assoira plus sur aucun poêle parce qu'à chaque fois qu'il verra un poêle, il verra un échec cuisant*". Abraham Licoln déclara avec sagesse : "*Mon grand souci n'est pas que vous ayez échoué ou non, mais que vous vous accommodiez de votre échec*". Joan Littlewood, metteur en scène de théâtre, a dit : "*Celui qui ne se perd pas ne découvrira jamais de nouveaux chemins*". La voie du succès est pavée d'échecs et de tâtonnements. Réussir, c'est aller d'échec en échec sans perdre son enthousiasme selon Winston Churchill. Tous ceux qui ont réussi ont connu aussi des difficultés. Mais ces difficultés leur ont ouvert de nouveaux horizons et les ont aidé à découvrir ce dont ils sont capables et combien ils sont vulnérables.

La gestion de l'échec

Dayo Samuel dans son livre intitulé comment gérer l'échec dit : "*Beaucoup de gens voient l'échec devant eux, mais ils ne mettent pas du sérieux dans leur travail et ne sont pas prêts à faire face à leur échec.*"

Selon Anthony Robbins : "*L'échec n'existe pas. Seuls existent les résultats. Il s'agit là d'une croyance presque corollaire de la première, mais tout aussi importante. Dans nos sociétés, la plupart de gens ont été programmés pour redouter cette chose qu'on appelle l'échec. Nous avons pourtant tous à l'esprit des situations où nous désirions une chose et où nous en avons obtenu une autre. Nous avons tous raté un examen. J'utilise le mot résultat parce que c'est ce que voient les gens qui réussissent. Ils ne voient pas l'échec. Ils n'y croient pas. Pour eux, l'échec ne compte pas. On finit toujours par obtenir un résultat ou un autre. Les plus grandes réussites de notre société ne sont pas le fait d'individus qui n'échouent jamais mais de personnes qui savent que si elles tentent quelque chose et que cela n'aboutit pas, elles en tireront une expérience. Elles se servent de ce qu'elles ont appris et* *essaient autre chose. Elles agissent différemment, obtiennent de nouveaux résultats. Croire à l'échec est un moyen de s'empoisonner l'esprit. Quand nous emmagasinons des émotions négatives, nous affectons notre physiologie, notre capacité de réflexion et notre état. L'une des plus grandes limites de l'être humain, c'est la peur de l'échec*".

Serge Ndala donne les éléments suivants pour réagir face à l'échec :

- Avoir une bonne définition de l'échec : lorsque le concept est erroné, les résultats seront infailliblement erronés disait Dede Kasay. Il définit l'échec comme étant le filou rusé qui manie l'ironie avec subtilité. C'est une occasion pour recommencer cette fois-ci avec une expérience. Napoléon Hill a dit : "*Tout échec porte en lui le germe de la réussite de la même ampleur. Généralement là où on a échoué, c'est là où on a la réussite*".
- La confiance en soi-même : il faut croire en soi-même. Vous pouvez faire la déclaration suivante : je sais que j'ai la capacité d'atteindre l'objectif que je me suis fixé dans la

vie. C'est pourquoi avec persévérance et sans relâche, j'exige de moi la réalisation de mon objectif. Aujourd'hui je prends l'engagement d'y parvenir.

- Se débarrasser des opinions des autres : lorsque l'opinion des autres prime sur nous. Nous faisons tout pour plaire, souvent les autres nous jugent par le processus et non par les résultats.
- Développer la persévérance : elle se cultive.

Les éléments de la persévérance sont :

- La précision de l'objectif : savoir ce que l'on veut
- Le désir d'améliorer la qualité de la vie
- L'exactitude de la connaissance
- L'habitude : elle est à l'origine de la persévérance

L'échec a rarement une cause unique. C'est plutôt la conséquence d'une longue liste de petits échecs qui s'accumulent en raison d'un manque de discipline. JC Maxwell, nous donne quelques causes de l'échec :

a. Le manque de bonne relation : les experts du leadership citent constamment l'incapacité de collaborer avec les autres comme la raison numéro un où les leaders échouent. Si on ne peut pas faire bon ménage avec vous, on ne peut pas être avec vous.

b. Une attitude négative : votre attitude au début d'une tâche affectera les résultats plus que tout autre facteur. Votre attitude détermine toujours votre altitude. Vous ne monterez jamais dans les hauteurs du succès si vous vivez dans la fosse des pensées négatives. L'attitude se définit comme étant un sentiment intérieur ou une mentalité exprimée au travers du comportement. Elle influence votre influence, votre façon de voir les choses.

c. Le manque d'habileté : pendant que vous devez d'abord examiner votre attitude, des fois vous êtes dans la situation qui ne correspond pas à vos habiletés, intérêts, personnalités et valeurs. Un changement de situation est nécessaire pour que vous arriviez à vous focaliser sur vos forces.

d. Le manque de visée : si votre vie n'est pas au point, vous avez des problèmes, non pas parce que vous êtes occupé, mais parce que les priorités sont réglées. Ceci résulte de la perte de temps et de ressources. Si vous allez d'une tâche à une autre sans progrès, ou si vous n'arrivez pas à atteindre votre objectif, peu importe combien de temps ça dure, vous travaillez et examinez vos visées. Personne ne peut avancer sans cela.

e. Un faible engagement : si vous êtes engagé, un échec ne signifie pas que vous ne réussirez jamais. Cela signifie seulement que la tâche peut prendre du temps. L'engagement vous rend capable de surmonter l'échec jusqu'à ce que vous atteignez vos objectifs.

f. Le manque de bonne volonté au changement : le changement est un catalyseur de croissance et vous offre l'opportunité pour réévaluer votre direction. Vous ne devez pas aimer que le changement soit effectif, mais vous devez l'accepter volontairement.

g. Prendre un raccourci : ne pas finir la course, prendre un raccourci, c'est un signe d'impatience et de manque de discipline. Le succès implique un engagement à la persistance pour aller jusqu'au bout de la tâche.

h. S'appuyer sur le talent seulement : le talent, c'est trop présumé de ses forces. Le talent seul ne suffit pas pour amener une personne à faire face au défi de sa vie. Plus grand est votre talent, plus vous en appuyer fortement et sautez le travail du jour au jour pour l'amélioration. Ceux qui s'appuient sur leur talent seul sans se développer plus, montent souvent rapidement pour vite retomber dans l'obscurité.

i. Répondre pauvrement à l'information : il est fondamental que vous récoltiez une information sûre pour évaluer vos issues afin de décider.

j. Aucun objectif (but) : le plus grand drame, ce n'est pas de mourir mais de vivre sans but. Beaucoup de personnes n'ont pas d'objectifs parce qu'elles se sont refusées de rêver. Vous devez découvrir pourquoi vous êtes sur cette planète. Un objectif n'est rien d'autre qu'un rêve avec un temps fixé. Comment devrions-nous ? Certainement pas par <<je ne ferai rien du tout>>. Cette passivité qui caractérise de plus en plus certains. Pour beaucoup d'hommes, un défi est une occasion de s'esquiver de ramener sur eux les couvertures et de rester au lit. Il y tant à faire... je ne sais pas par où commencer l'inertie résultat de trop d'analyse.

k. Négligence et relâchement : après le temps de la réussite, nous sommes souvent tentés à nous relâcher un peu, prendre un peu de repos. On continue à croire que tout sera comme avant (statique). C'est ainsi que nous ne travaillons plus dans la durabilité. Nous commençons à minimiser certains principes qui nous ont aidés à réussir. Une vie d'échecs débute, parce que nous avons négligé le temps qui nous a été favorable. On veut s'en sortir le plus rapidement possible. On n'a pas voulu la prévention pour le futur ni maintenir les acquis. On veut réparer. Pendant que la réparation coûte plus cher que la maintenance et la prévention. Il se dit :

mieux vaut prévenir que guérir. Il est nécessaire de changer l'huile du véhicule ou son système d'allumage pour en maintenir la performance. Cela peut prendre une heure au garage mais deux ou trois pour réparer la transmission qui s'est complètement usée. Nous devons accepter la réalité puis aller de l'avant. Nous devrions vivre avec les conséquences de nos choix. La négligence et la distraction sont la résultante de l'ignorance du temps.

L'échec étant le contraire de la réussite. Mais dans la réussite, il y a l'échec. Il existe des éléments qui nous conduisent jusqu'à l'échec. Ce sont : l'incapacité de formuler les objectifs, la procrastination, l'autosatisfaction, les excuses et le bouc émissaire (les ennemis de la réussite).

Lorsqu'il y a échec, on a souvent tendance à voir les autres. En analysant personnellement mes échecs, j'ai compris que j'en étais moi-même la cause. Il en est de même lorsqu'il est collectif. Il est d'abord individuel. L'échec change notre regard envers soi-même et les autres à notre égard. Le grand problème dans la vie, ce n'est pas ce qui nous arrive, mais c'est plus notre réaction face à ce qui nous arrive.

Personne ne désire échouer, mais tous nous échouons de temps en temps. En effet, tous ceux qui sont parvenus aux grands exploits ont eu à commettre de graves erreurs dans leurs parcours vers le succès. Si tout le monde peut échouer, alors il est crucialement important que nous apprenions à prévenir l'échec. En d'autres mots, nous devons apprendre comment transformer les erreurs en des escaliers qui mènent vers la réussite. Il n'y a pas de succès sans échec. Un individu peut constamment réussir dans la vie seulement quand il (elle) apprendra à affronter avec assurance l'échec et l'adversité et à continuer à aller de l'avant. Il y a plusieurs manières d'être gagnant.

Il n'y a pas de succès sans échec. Si vous avez échoué, êtes-vous un échec ? Beaucoup de personnes luttent avec les sentiments d'échec. Au cours de leurs doutes, la peur est une question centrale <<Suis-je un échec>>.Vous n'êtes pas un échec jusqu'à ce que vous croyez que vous l'êtes. Nous devons apprendre à faire la différence entre échouer à quelque chose et être un échec.

L'échec est un moyen pour apprendre. Ce que vous apprendrez de vos difficultés, échecs, souffrance… vous ne l'apprendrez pas ailleurs.

Car c'est à travers nos échecs que nous apprenons les plus grandes leçons de vie. Il faut avoir la bonne approche. Yvan Castanou nous encourage : "*Quelle qu'en soit la raison, il nous est indispensable de comprendre que l'échec n'est pas une personne mais un événement. Vous avez peut-être fait quelque chose qui a échoué, qui a été insensé, certes, mais cela ne vous définit absolument pas*". Selon Napoléon Hill : "*Ceux qui échouent font souvent l'erreur de croire que le temps d'apprendre se termine avec l'école. En vérité, l'école ne fait qu'essayer de nous apprendre*". A chaque fois qu'il y a un échec, nous avons le choix. Celui de se mettre dans une pénible situation d'accepter notre responsabilité qui nous permettra de tirer les leçons pour ne plus retourner dans cette pénible situation. Celui de refuser notre responsabilité et la mettre sur le compte des autres pour ne jamais s'en sortir. Dans ce cas, on a la mentalité de victimes.

Selon l'ancien Amiral de l'US Navy William H.MC Raven : "*Vous devez subir des échecs. Mais si vous persévérez, si vous tirez une leçon de ces échecs et sortez plus fort, alors vous saurez surmonter toutes les difficultés de la vie. Dans la vie, il faut se battre et savoir que l'on peut échouer à chaque instant. Ceux qui vivent dans la crainte de l'échec, de la difficulté ou de la honte d'échouer ne réaliseront jamais leur potentiel* ". L'échec, c'est aussi le fait de ne jamais avoir osé.

Les autres : la plus grande prison à ciel ouvert

Faire les choses en pensant à ce que les autres diront, c'est vivre dans une prison à ciel ouvert ; beaucoup y sont enfermés sans le savoir. De la même manière que le prisonnier perd le droit d'agir dans la société active, vous risquez de ne rien faire dans la vie si vous pensez aux dires des autres. John C. Maxwell a dit : "*Ce n'est pas ce que les autres disent qui est important, mais ce que vous croyez*". Par expérience, de tout ce que vous ferez dans la vie, chacun en donnera son appréciation en bien et en mal. Les opinions des autres ne sont pas nécessairement conformes à la réalité. Quelqu'un a dit : "*Même si les gens parlent mal de toi dans ton dos, lorsque tu réfléchis, cela ne change rien. Une personne qui parle mal de toi ne change pas ce que tu es. Ce qu'il est nécessaire de savoir sur cette terre, c'est que nous n'empêcherons pas les gens de parler en bien ou en mal de nous. Les rumeurs font croire mais les faits imposent la réalité. Apprenons à nous surpasser et à nous mettre au-dessus. Je vous assure que ce n'est pas facile, c'est même compliqué. Mais faisons de notre mieux pour conserver nos belles amitiés, attrapons nos cœurs. Nous avons tous des défauts, nous ne sommes donc pas parfaits. Si vous ne voyez que des défauts chez les autres, vous risquez de rester seul comme un os de poulet dans l'assiette. Nos amitiés d'aujourd'hui, ce sont des amitiés pour la vie. Aimons-nous, tolérons-nous, mettons-nous au-dessus* !".

Daniel Kawata a dit : "*Tout ceux qui se moquent de toi, tu n'as rien à attendre d'eux mais c'est à eux d'attendre de toi*". Un moqueur se croit être déjà arrivé. Il ne fait plus rien. Il se croit parfait. Pendant que celui qui est l'objet de moqueries se remet en question. Il se perfectionne. Dale Carnegie a dit que dans toute critique, il y a un compliment voilé. Nous devenons aveuglés et souvent pour nous-mêmes mais nous nous moquons des autres. On ne voit pas la poutre devant soi mais la paille qui est dans l'œil de l'autre. Dans la vie, nous ne pouvons pas faire plaisir à tout le monde. Il y aura toujours quelqu'un pour dire du mal ou même du bien de ce que vous avez fait. En d'autres termes, il y aura toujours un homme ou une femme pour juger, pour critiquer, pour se moquer de vous.

Selon John C. Maxwell, il y a deux catégories de gens autour de soi : les allumeurs, qui se montreront prêts à faire l'impossible pour vous aider dans ce que vous faites, dans ce qui vous passionne et les éteignoirs qui jettent de l'eau sur le feu de la passion qui vous habite. Il donne encore cinq types de personnes susceptibles à rencontrer dans la vie :

- Les renouveleurs : ils alimentent vos rêves et dynamisent vos talents ;
- Les raffineurs : ils affinent vos idées et clarifient votre vision ;
- Les réflecteurs : ils reflètent votre énergie, sans l'accroître ni la réduire ;
- Les réducteurs : ils s'efforcent d'affadir votre vision et de ramener vos efforts à leur niveau de confort personnel ;
- Les rejeteurs : ils ne reconnaissent pas votre talent, entravent vos efforts et gênent votre vision.

Bien des gens se résignent à n'être, toute leur vie, que ce que les autres ont décidé qu'ils seront. Ils ne mènent leur existence que par rapport aux autres. Dans la vie, si vous avez peur du qu'en-dira-t-on, vous ne prendrez jamais les bonnes décisions. Vivre en pensant à ce que les autres diront, c'est vivre dans la plus grande prison du monde. La vie est faite de choix et de décisions. Aucun choix ni aucune décision ne fait jamais l'unanimité.

Il y a des gens que vous rencontrez, d'autres qui sont déjà avec vous, d'autres encore qui vous accompagnent depuis la naissance. Ils ont une certaine autorité sur votre vie. Ils sont de votre famille, de votre religion, de votre association, de votre pays (autorités étatiques)... Ils font tout pour que chaque personne placée sous leur autorité ait une mauvaise image d'elle-même ; pour que chacun se sente dépendant ; depuis le "berceau" jusqu'au cimetière ; pour que chacun soit mis en situation de ne pas avoir le désir ni l'audace de se débrouiller seul ; pour que chacun se résigne à son destin. Il y a ceux qui vous font croire que vous ne pouvez rien faire dans le présent et que toutes vos capacités sont restées dans le passé.

Il y a aussi ce qu'Anthony Robbins appelle la preuve sociale. Souvent, lorsque nous voulons faire quelque chose, nous cherchons à savoir si quelqu'un ne l'a pas déjà faite et si cette personne a réussi, afin de nous donner une certaine confiance dans notre propre tentative. Si le monde était fondé sur la preuve sociale, la technologie actuelle ne serait pas au niveau qu'elle a atteint. Galilée et Copernic n'auraient pas existé. Barack Obama ne serait jamais devenu président des Etats-Unis d'Amérique. Pour faire quelque chose, n'attendez pas toujours qu'une personne l'ait déjà accomplie. Il y a toujours quelqu'un qui ouvre le chemin pour les autres. Ce sera peut-être vous. Les autres vous diront toujours : "As-tu une référence ? ". Mais tout dans la vie n'exige pas une référence. N'expose pas tes oreilles à un discours qui te rabaisse. Parce que la foi vient de ce qu'on entend. Ce que tu entends finira par conditionner la façon dont tu te vois et, de ce fait, ton destin-même.

Je ne nie pas le rôle des conseils et des références Il ne faut pas oublier que les autres représentent votre ressource fondamentale. Olivier Wendel a dit : "*La plus grande tragédie de l'Amérique n'est pas le gaspillage des ressources naturelles, mais c'est celui des ressources humaines.*" Les individus qui ont accédé à l'excellence ont presque toujours un respect immense pour leurs semblables. Ils ont l'esprit d'équipe, le sens de l'intérêt commun et de l'unité.

Il y a ceux qui croient que les nouvelles idées appartiennent à une catégorie de gens. Non, les idées n'appartiennent pas à une seule catégorie de personnes, mais à celles qui savent les capter. Laissez-vous inspirer bonnement. Si nous continuons à copier, nous tournerons en rond. Laissons-nous inspirer par les autres. Si certains ne s'étaient pas laissé inspirer, nous n'en serions pas à ce niveau. Nous parlons ici de l'inspiration qui nous apporte une solution durable. Laissez-vous inspirer. Sans inspiration, nous sommes expirés c'est-à-dire démodés, inutiles et destructibles. Alors que notre monde est en quête d'innovation ! C'est en voyant le téléphone fixe que l'idée du portable est venue. Ne croyez jamais que vous êtes en retard. Nous n'allons pas au même endroit. Ceux qui sont prisonniers des autres ont les caractéristiques suivantes :

- Ils trouvent que les autres sont supérieurs à eux. Ils sont atteints du complexe d'infériorité ;
- Ils ne croient pas en eux-mêmes ;
- Ce sont des suiveurs et non des visionnaires. Ils ne connaissent pas toujours la vraie raison des choses ;
- Ils veulent vivre du travail des autres ;
- Ils finissent par être jaloux et aigris s'ils ne changent pas.

Dans la vie, nous voulons souvent que les autres nous aident. La question est : « Sommes-nous disposés à aider les autres ? » Jésus-Christ a dit : "*Tout ce que vous voulez que les hommes fassent pour vous, faites-le de même pour eux*". Mike Murdock a dit : "*On se souviendra de vous, du problème que vous avez causé ou de la solution que vous avez apportée.*" Ce sont ces deux éléments qui restent gravés dans la mémoire des hommes. Il est important d'être un porteur de solutions. Celui qui aide les autres sera aidé. Mais celui qui ne le fait pas ne le sera pas. C'est la réciprocité. Quand j'étais vendeur dans une boutique, certains clients venaient semblait-il exprès pour mettre mes nerfs à l'épreuve. Conscient de ce qu'ils faisaient, je tâchais de ne pas m'énerver. Ils me disaient alors : « Que tu es gentil, voilà pourquoi nous venons acheter ici ». Si vous faites le bien, ne vous attendez pas à un retour, sinon, c'est de la manipulation. La réciprocité n'est pas à demander. Elle s'opère spontanément. Mais dans cette vie, il y a des ingrats. N'attendez pas toujours que le retour du bien que vous avez fait vienne de la personne à qui vous l'avez fait. Il peut venir d'une autre personne. De toute façon, un bienfait n'est jamais oublié. Zig Ziglar a dit : "*Vous pouvez obtenir tout ce que vous voulez de la vie si vous aidez d'autres gens à obtenir ce qu'ils veulent*".

Souvent, notre environnement humain exerce de l'influence sur nous, au point que nous voulons être comme les autres. Ce qui nous fait tomber dans l'imitation. C'est un élément qui nous empêche de progresser.

Tout le monde ne vous rendra pas la vie facile. Zig Ziglar a dit : "*L'opinion la plus importante que vous puissiez avoir est celle que vous avez de vous-même, et les choses les plus puissantes que vous dites chaque jour sont celles que vous dites vous-même*".

Vous avez le choix

La vie est un combat, c'est-à-dire que dans tout ce que nous faisons, il n'y a rien qui puisse se faire sans adversité. De ce fait, il n'y a pas de situation intermédiaire. Soit on est gagnant, soit on est perdant. Lorsqu'un étudiant échoue dans une faculté, souvent il la quitte pour une autre. Il se trouve toujours face à des défis. Ainsi, on commence à croire que pour les autres c'est facile et ce n'est que pour soi-même que ça devient difficile. C'est comme moi, je disais à un de mes amis en première année d'université que lorsque j'ai présenté les examens pour obtenir le bac, ce n'est qu'à notre époque que beaucoup d'élèves ont échoué. Ceci parce qu'en cette année, j'avais des difficultés à payer les frais académiques. Il arrivait qu'à la maison nous n'avions rien à manger et pour aller à l'université je devais faire au moins deux heures de marche et l'université se trouvait sur une colline. Ce n'est qu'après que j'ai compris que tout le monde a des problèmes et des difficultés à son niveau. C'est ainsi qu'il n'est pas important, ni nécessaire de se plaindre quand bien même cela arrive souvent. S'il était demandé à tout le monde de parler de son problème, chacun de nous saurait qu'il y a des hommes qui ont plus de problèmes qu'eux. Le tableau suivant résume les réactions du gagnant et du perdant.

Gagnant	**Perdant**
Se voit comme étant la cause de ce qui lui arrive	Cherche quelqu'un à blâmer pour ce qui lui arrive
Se concentre sur les solutions	Se concentre sur les problèmes
Se concentre sur le futur	Se concentre sur le passé
Se demande : qu'est-ce qui peut être fait ?	Se demande qui il faut accuser ?

Source : Livre d'Yvan Castanou : *Maintenant ça suffit. Il faut que ça change.*

Si la vie est un combat, c'est que tous les coups sont permis, mais il ne faut pas oublier de se battre selon les règles. Ce ne sont pas seulement des lois écrites et promulguées par le journal officiel. Il existe des lois naturelles qui lorsque nous ne les respectons pas, sommes incarcérés dans la prison de la vie. Daniel Kawata a dit : "*Si vous brûlez les étapes, vous allez vous brûler par étape*". Comme on le dit souvent : on ne peut pas faire une omelette sans casser des œufs.

Dans un combat, il n'y a pas de bourreaux et des victimes. Il y a seulement un gagnant et un perdant. Mais beaucoup sont restés victimes et les circonstances de la vie les bourreaux. Christ a dit : "*Si on te gifle à la joue gauche, donne celle de droite*". Dans la vie, ce n'est pas comme ça. Si la vie nous gifle, vous donnez un coup c'est-à-dire lorsqu'on vous refuse du boulot ou une inscription. Nous devons aller voir ailleurs et postuler autant de fois que possible. Tout en sachant qu'une opportunité manquée est une destinée hypothéquée. Dans le dessin animé intitulé L*e Roi Lion,* Timo a dit : "*Simba, lorsque le monde te persécute, persécute le aussi. Hakuna matata qui veut dire pas de souci*".

Nous savons tous que les enfants rampent et s'assoient avant de se tenir debout et marchent, mais chacun vit ces différents moments selon son propre rythme. C'est pourquoi l'enfant marchera entre 9 et 17 mois. S'il marche avant, il est précoce, s'il marche en retard, il inquiète ses parents. Ceci montre que chaque personne constitue le produit d'une histoire singulière particulière, spécifique. Personne ne peut être pris pour quelqu'un d'autre. Par exemple, après les études il y a de ceux qui font 10 ans, 2 ans, 3 ans sans trouver un emploi. Chacun a sa route, chacun a son rêve, chacun à son destin. Un combattant a toujours été prêt à combattre et non à se plaindre. Ce que vous devez devenir ne vous sera pas donné sur un plateau d'or. Il faut un affrontement en utilisant les armes conventionnelles. Lorsqu'on utilise les "non" conventionnelles, cela nuit à nous-mêmes. Chacun de nous dans ce combat se trouve comme dans un combat de boxe ou un match de football où il y a des supporters qui nous encouragent pour que nous ayons confiance en nous. Il y a aussi des moqueurs lorsqu'il y a une difficulté ou plusieurs semblent avoir de l'ascendance sur nous.

Beaucoup de gens envient le temps de la moisson alors qu'ils se moquaient au temps des semis. Ceux qui sèment avec larmes moissonneront avec chant d'allégresse a dit la Bible. Parfois, nous aimons les résultats. Mais nous acceptons difficilement les parcours.

Aussi, souvent nous aimons avoir des encouragements des autres. Ce qui n'est pas mal. Ce que nous devons faire, c'est s'encourager soi-même. Quand bien même ce sont les autres qui nous découragent, mais aussi c'est parce que nous l'acceptons nous-mêmes. Parce qu'aucune décision nous concernant ne peut se faire sans nous. Les moqueries et les critiques sont des indicateurs (balises) pour nous éprouver. De la même manière qu'une feuille de papier a un recto et un verso.

La souffrance aussi a un recto et un verso. Le recto de la souffrance est la situation pénible connue. Le verso, ce sont les aptitudes (courage, foi, persévérance, confiance, etc.) que nous acquérons pendant cette période.

Dans la course de la vie, il est nécessaire de reconnaître sa catégorie. Même si certains disent que derrière toute classification, il y a de la discrimination. Dans la vie, il y a deux catégories :

- Ceux qui bénéficient du chemin que leur ont tracé leurs prédécesseurs au niveau de la famille et de l'entourage.
- Ceux qui doivent tracer le chemin pour leur descendance. J'espère que tu as reconnu ta catégorie. Cette reconnaissance détermine le degré des efforts à fournir et t'empêche d'être jaloux. Surtout si tu es de la deuxième catégorie.

La victoire consiste à ne jamais tomber, mais à se relever à chaque chute. Il est moins grave de perdre que de se perdre.

Entre-temps

Le passé est dans la tombe et il nous a aussi inspiré, mais que fait-on dans l'entre-temps. Si vous ne vous libérez pas de tous les examens auxquels vous avez échoué, vous ne réussirez jamais. Levez-vous et attaquez-le de front. Laissez passer là où vous avez perdu votre travail ; cherchez-en un autre. Mais beaucoup croient au coup de chance dans la vie sans rien faire.

Il est important que nous puissions savoir que lorsqu'on veut agir, on sent souvent que ce n'est pas le moment. C'est ainsi qu'on remet à plus tard. De ce fait, la procrastination s'installe. On devient ce que Stephen Leackock a écrit : "*Quelle étrange petite procession que notre vie ! L'enfant dit : quand je serai grand. Le grand dit : quand je serai un homme. Devenu un homme, il dit : quand je serai marié. Puis son idée devient : quand je prendrai ma retraite. Et alors il a pris sa retraite, il regarde en arrière et dit : quand j'étais jeune… un vent glacial semble balayer le paysage morne de sa vie ; il est passé à côté de tant de choses et à présent, il ne lui reste rien. Trop tard, nous apprenons que vivre, c'est nous investir dans chaque journée et chaque heure"*.

Selon Daniel Katunda, il y a trois façons de gaspiller son temps :

- Passer son temps à ne rien faire ;
- Passer son temps à faire ce qu'on ne devrait pas faire ;
- Faire mal ce qu'on devrait bien faire.

Il y a deux autres manières :

- Etre là où on ne devait pas être ;
- Travailler sans maîtriser les objectifs poursuivis.

Jim Rohn a dit : "*Le nombre d'ouvrages qui paraissent depuis quelques années de nous laisser croire qu'à force d'exprimer verbalement tous les jours ce qu'on veut, le succès nous tombera du ciel comme par magie. Or, je m'oppose formellement à cette façon de penser, car je sais par expérience que si nous affirmons quelque chose sans avoir la discipline requise pour agir en conséquence, il s'ensuit invariablement que nous nous illusionnons carrément en croyant progresser, alors même que nos activités journalières ne nous mènent nulle part.* "

L'avenir se prépare dans le présent. La société dans laquelle nous vivons est celle du vite fait. La considération des choses est sous l'angle de l'événement et de la solution instantanée. Nous voulons toujours de l'instantané. Ce n'est pas le fait que nous prenons du café, du thé et du lait instantané que tout le monde le devient. Nous devons nous y préparer. Si vous voulez faire une chose pour laquelle vous n'avez pas été préparé, c'est comme si vous voulez manger une omelette sans casser des œufs. C'est frustrant et cela produit un résultat peu convaincant. D'autre part, vous y perdez votre temps, vos talents et votre énergie.

On oublie que l'avenir ne peut jamais se préparer dans l'avenir. Mike Murdock a dit : "*Une saison sans semence annonce une autre sans moisson*". Si on ne fait rien aujourd'hui, demain sera un danger. Pendant qu'aujourd'hui et demain sont éloignés de 24 heures. Ce que l'on fait maintenant détermine ce qu'on sera demain. Le danger est de croire toujours avoir le temps. Ce qui est une illusion. Demain n'arrivera jamais, il n'existe pas encore, car il est dans la pensée. Lorsqu'il arrivera, il sera aujourd'hui. Le temps n'épargne pas ce que l'on fait sans lui. L'avenir d'un homme ne lui vient pas de demain, mais d'hier. Stephen Leackok disait que le seul moyen de jardiner de manière efficace, c'est de commencer l'année avant l'an dernier.

Don Miguel Ruiz a dit : "*Etre dans l'action, c'est vivre pleinement. L'inaction est notre manière de nier la vie. L'inaction, c'est rester assis devant la télévision chaque jour pendant des années, parce que vous avez peur d'être vivant et de prendre le risque d'exprimer qui vous êtes. C'est passer à l'action que d'exprimer qui vous êtes. Vous pouvez avoir beaucoup de grandes idées dans votre tête, mais qui fait la différence, c'est le passage à l'acte. Si vous ne passez pas à l'action pour concrétiser vos idées, il n'y aura aucune manifestation, aucun résultat et aucune récompense. Agir c'est être vivant. C'est prendre le risque de sortir de votre coquille et d'exprimer votre rêve. Ce n'est pas la même chose que d'imposer son rêve à autrui, car chacun a le droit d'exprimer son rêve.*"

Yvan Castanou a dit : "*Les actes que vous posez trahissent ce que vous croyez. Ce que vous croyez est souvent inconscient et se trouve enfoui dans votre subconscient.*"

Qu'est-ce que vous faites entre-temps. Ce que vous faites aujourd'hui détermine votre futur. Ne vous laissez pas tromper par vos présentes victoires. Elles ne sont que passagères. La vie est une continuité. Quelqu'un a dit : "*Votre victoire d'aujourd'hui peut devenir votre plus grande ennemie pour demain*". Ne vous reposez pas sur vos lauriers, la vie continue. Quel que soit votre échec, la pauvreté et autres maux de ce genre, levez-vous, faites quelque chose pour vous sortir de cette situation. Personne ne peut vous sortir de votre difficulté sans votre volonté et votre action. Dans la vie, celui qui ne fait rien, recule parce que dans la vie, il n y a pas de point mort. Lorsqu'on ne peut pas revenir en arrière, on ne doit que se préoccuper de la meilleure manière d'aller de l'avant.

Je connais un Monsieur, ancien directeur d'Ecole, qui voulait écrire un manuel pour l'école primaire. Mais il attendait ces vieux jours pour le faire. Lorsque ces vieux jours arrivèrent, il était devenu maladif. Dans ces récits, j'ai compris qu'il attendait le moment où il serait calme. Ce temps n'est jamais arrivé. Ma question est celle-ci : Que faites-vous entre-temps ?

Hal Elrod a écrit : "*Le moment présent est plus important que n'importe quelle période de votre vie, car c'est ce que vous faites aujourd'hui qui conditionne l'individu que vous devenez. Et celui-ci déterminera toujours la qualité et l'orientation de votre existence. Si vous ne vous vous engagez pas aujourd'hui à devenir, qui créera l'extraordinaire existence que vous désirez vraiment, qui vous si que demain la semaine prochaine, le mois prochain ou l'année prochaine sera différent ? La plupart des gens sont freinés par la vision qu'ils ont du passé, à force de sans cesse se repasser leurs échecs et leurs chagrins.*".

Nous ne pouvons pas parler de l'entre-temps sans aborder la gestion du temps. Le temps est un capital précieux qu'il faut apprendre à gérer en fonction de ses objectifs, de ses capacités et de ses faiblesses. Ceux qui l'emploient mal sont les premiers à se plaindre de sa brièveté (La Bruyère). Le temps est assez long pour qui en profite. Qui travaille et qui pense étend la limite (Voltaire). Il est le trésor du pauvre, d'après un proverbe. Ce trésor n'est pas inépuisable.

En ce qui concerne la mauvaise gestion de temps, il existe :

- **Les tueurs de temps** : tuer le temps est un meurtre impardonnable. Celui qui le gaspille s'expose à le regretter amèrement quand il en aura compris la valeur. Il est certaines activités que l'on accomplit pour <<tuer le temps>> comme s'il était parfois préférable qu'il soit mort. C'est ici qu'il existe le temps mort. Rien n'est plus vexant que d'avoir du temps devant soi et de ne pas savoir quoi en faire. Le remède à ce temps est la prévision de l'emploi.
- **Les chronophages** : une expression utilisée par H. Montherlant, les mangeurs du temps. Les éléments qui contribuent à la chronophagie sont : le désordre, la défaillance de la mémoire (On ne se rappelle plus ou

pas de ce qu'on doit faire), le dérangement, le temps mort, la mise en train.

- **Les passeurs du temps** : ici le temps est considéré comme un liquide qui s'écoule sans pour autant l'utiliser. Des actions sans vision ne sont que des passe-temps.
- **Le retardataire permanent** : c'est-à-dire que lorsque vous avez un rendez-vous à 10 heures 30 minutes, au lieu que cette heure vous trouve en ce lieu, c'est à cette heure que vous quittez la maison ou n'importe quel endroit où vous vous trouvez, sans tenir compte de la distance. C'est ainsi que la ponctualité est en train de disparaître pour certains. D'où lorsqu'il y a un retard, on s'attend toujours à une mesure de grâce. Or l'autre aspect de la grâce, c'est la responsabilité. Si nous avions des journées de 48 heures, nous nous plaindrions encore de ne pas avoir assez de temps pour faire tout ce que nous avons envie de faire. Pourtant, une journée comporte suffisamment

de temps pour faire ce qui convient. Notre problème tient au fait que nous avons du mal à cerner et à gérer nos priorités. Nous avons besoin d'apprendre à laisser tomber les choses secondaires et non indispensables qui réclament notre temps même si elles sont légitimes. Dire oui à ce qui nous paraît essentiel et nécessaire, c'est-à-dire non au reste. C'est ce qui nous évitera de nous disperser dans toutes les directions.

Après avoir compris l'apport de son passé, que fait-on dans l'entre-temps ? Il y a encore un principe du temps qui dit : c'est à quoi on accorde plus de temps, c'est ce que l'on devient.

Enfin, pour tirer le meilleur parti de notre temps, il s'agit de :

- Faire l'inventaire du temps disponible : il s'obtient en soustrayant du temps total (24 heures/jour). Le temps immobilisé par différentes occupations inéluctables (sommeil, repas, déplacement, travail, cours…) ;

- L'évaluer suivant la qualité : le temps ne doit pas seulement être évalué en quantité, mais aussi qualitativement. En effet, toutes les heures de la journée n'ont pas la même qualité et ne conviennent pas indifféremment à tout travail ;
- Adapter le temps disponible aux tâches à accomplir : il suffit après avoir dressé l'inventaire qualitatif des temps disponibles et des travaux à faire, d'adapter l'un à l'autre de la manière la plus favorable. Après quelques tâtonnements, on parviendra à un résultat nettement supérieur à celui que donne le hasard ou "l'inspiration du moment".

Le temps est un mystère. Il régit chacune de nos journées. Nous ne pouvons imaginer une vie en dehors du temps, d'où nous regardons, de l'extérieur, les événements se dérouler. Une après l'autre, les heures, les années filent. Le temps laisse son empreinte bien plus que nous ne laissons notre empreinte sur lui.

Rétroviseur et pare-brise

Un véhicule possède des rétroviseurs pour permettre au chauffeur de voir en arrière. Ce sont deux petits miroirs qui aident à regarder en arrière. Mais, on ne conduit pas en regardant en arrière la police de la circulation routière et la population interpellent parce qu'un véhicule sert à avancer et non à reculer. Il en est de même pour la vie de l'homme. Un véhicule fait souvent marche arrière lorsqu'il veut changer de direction. C'est la même chose pour nous, le passé doit nous servir pour changer de direction. Un véhicule a un pare-brise et des rétroviseurs. Ceci veut dire que le pare-brise sert à voir grand ; c'est la vision. Les rétroviseurs nous servent de repères, nous indiquent d'où nous venons. La capacité d'apprendre du passé, nous prenons espoir en l'avenir et agissons en confiance dans le présent. Les connaissances n'ont de valeur que dans leur utilisation. Lorsque vous conduisez, ce n'est pas mauvais de jeter un coup d'œil occasionnel dans le rétroviseur, mais vous ne devez pas y mettre toute votre attention au risque de ne plus pouvoir avancer du tout.

Vous ne devez pas vous concentrer sur hier et demain. Vous devez uniquement vous concentrer sur aujourd'hui. C'est le seul laps de temps où vous avez un certain contrôle. Car, on ne peut pas changer hier et on ne peut pas s'appuyer sur demain, mais on peut choisir ce que l'on peut changer aujourd'hui.

Billy Graham a dit : "*Ne regardez pas au passé avec chagrin, il ne reviendra pas. Il n'y a qu'une seule manière de réfléchir au passé utile et constructive : analyser le posément de nos erreurs, en tirer les leçons profitables puis oublier les erreurs*". Le président Georges Washington a dit : "*Nous ne devrions pas regarder en arrière, à moins que ce ne soit pour tirer des leçons utiles de nos erreurs passées et un avantage d'une expérience de vie chèrement payée*".

Revenons à la voiture. On ne regarde le rétroviseur que pour virer ou effectuer un dépassement. Tout virage dans nos vies est le dépassement de notre passé. Le pare-brise est plus grand que les rétroviseurs réunis. C'est que nous devons voir notre passé petit, mais notre futur en grand.

La nature enseigne

L'apprentissage n'est pas seulement lié à l'école. C'est un processus continu du passage de l'homme sur la terre. Je ne nie pas le rôle de l'école, mais c'est juste pour nous sensibiliser à l'apprentissage permanent. L'école est très importante, cependant elle n'est pas un aboutissement mais un commencement. Notre père nous disait sans cesse : être intelligent à l'école n'est pas suffisant, parce qu'il faut aussi avoir l'intelligence de la vie. C'est-à-dire vivre avec un esprit ouvert pour apprendre et mettre en pratique dans la vie de tous les jours. Parce qu'il nous faisait comprendre qu'il y avait de ces choses qui ne demandent pas à aller à l'école pour comprendre. Ce que nous n'arrivons pas à saisir à l'époque. Nous apprenons seulement quand nous voulons être enseignés.

Beaucoup de gens cessent d'apprendre parce qu'ils ont fini leurs études. Pour eux, leur éducation s'achève après l'obtention du diplôme tant attendu. Mais une bonne éducation nous prépare seulement à apprendre pour le reste de nos vies et à nous développer. Sauf grâce exceptionnelle, il y a choses seulement que le temps nous enseigne. Le temps nous ouvre les yeux sur ce que nous sommes. Ce que les autres sont. Ce que la vie est.

L'apprentissage est un processus qui ne s'arrête pas quand nous recevons un diplôme a dit John C. Maxwell. En fait, c'est précisément à cet instant qu'il commence vraiment. Les leçons prodiguées à l'école ne sont pas celles qui, concrètement, nous aident à vivre notre vie. Ce sont juste des outils basiques pour nous permettre d'affronter le monde réel, une fois que nous sortirons des murs de l'école. Hal Elrod a dit : "*Le présent est la meilleure occasion d'apprendre, d'évoluer et de devenir un être meilleur que vous ne l'avez jamais été*".

La nature enseigne. L'enseignement nous permet de comprendre : le quoi, qui, pourquoi, comment, quand et où de chaque chose. La nature n'est pas seulement les animaux et les plantes, mais aussi ce que nous vivons chaque jour. La nature s'adresse à nous chaque jour. Elle nous bouscule.

Cet enseignement se fait par plusieurs moyens (Proverbes, paraboles,fables et autres). Une fable est une fiction d'un entretien de deux ou plusieurs animaux ou choses inanimées d'où l'on tire quelque moralité ou plaisanterie. Il y a de belles moralités dans les fables de la Fontaine, Salomon, Jotham, etc. Le prophète Nathan se servit de l'une d'elles pour faire que David se condamnât lui-même sur la mort d'Urie. Elle permet de placer la vérité <<sous le voile>> de la fiction, de dire tout en se dissimulant. Elle se prête par nature à tout art d'écrire et de parler tout en déjouant la persécution. Il y a aussi la parabole qui est une des méthodes de l'art oratoire illustrant une vérité morale ou religieuse par la comparaison à la vie courante, ce pourquoi Christ l'utilise pour faire passer son message.

Job a dit : "*Interroge donc les animaux sauvages, ils t'instruiront, et les oiseaux du ciel, ils te renseigneront. Ou bien parle à la terre, elle t'instruira, les poissons de la mer pourront t'en informer*". Cela veut dire qu'avec un peu d'observation à tout ce qui nous entoure, nous allons tirer des leçons de la vie. Par exemple : Si quelqu'un s'assoit à l'ombre d'un arbre, c'est que quelqu'un l'a planté. Leçon : le monde existe depuis plusieurs millénaires. Aucun problème ne manque de solution. La solution à votre problème se trouve quelque part.Nous avons trouvé quelques animaux qui nous enseignent sur la vie comme une continuité.

La cigale et la fourmi

"*La Cigale, ayant chanté*
Tout l'été,
Se trouva fort dépourvue
Quand la bise fut venue :
Pas un seul petit morceau
De mouche ou de vermisseau.
Elle alla crier famine
Chez la Fourmi sa voisine,
La priant de lui prêter
Quelque grain pour subsister
Jusqu'à la saison nouvelle.
« Je vous paierai, lui dit-elle,
Avant l'Oût, foi d'animal,
Intérêt et principal. »
La Fourmi n'est pas prêteuse :
C'est là son moindre défaut.
Que faisiez-vous au temps chaud ?

Dit-elle à cette emprunteuse.
- Nuit et jour à tout venant
Je chantais, ne vous déplaise.
- Vous chantiez ? J'en suis fort aise.
Eh bien! Dansez maintenant". **Jean de La Fontaine**

De cette fable ressort ce principe : penser au futur et faire des réserves dans le présent, c'est-à-dire précéder les événements au lieu de les subir. Beaucoup sont dans des difficultés aujourd'hui, parce que dans le passé on pensait que les choses resteraient statiques. On oublie que tout change sauf le changement. Puis ce qui est une innovation aujourd'hui, ne le sera plus demain. Beaucoup de gens ont du mal à réussir parce qu'ils refusent de payer le prix. Réussir n'est jamais gratuit. Il y a un toujours un prix à payer. Vous ne pouvez pas réussir à l'école sans assister aux cours et réviser.

Du côté de la cigale, elle ne tient pas compte de l'usage du temps. Elle a été dans une activité qui avait mis son futur en danger. Et ce qui différencie les pauvres et les riches, c'est la gestion du temps. Aussi, tout ce qui nous arrive dans la vie s'annonce bien avant.

Mais souvent nous n’en tenons pas compte. Il n’y a aucun raccourci pour réussir.

La Bible dit : "*Va vers la fourmi, paresseux. Considère ses voies, et deviens sage. Elle n'a ni chef, ni inspecteur, ni maître. Elle prépare en été sa nourriture, elle amasse pendant la moisson de quoi manger*".

Par cette fable, nous comprenons aussi ce qui suit :

- Tout ce que nous devenons a besoin du temps. On devient ce à quoi on accorde du temps ;
- Nous avons tous la même quantité de temps mais nous ne l’utilisons pas de la même manière ;
- Nous déterminons nous-mêmes ce que nous ferons de notre temps.

La fourmi prépare son futur à plus forte raison l’homme.

L'aigle

Un rapace diurne dont selon une vidéo de Sympa[2], l'aigle a des caractéristiques utiles et les conseils suivants :

- L'aigle n'a pas peur de voler haut seul : restez loin de ceux qui vous tire vers le bas ;
- Il utilise sa bonne vue pour trouver sa proie : concentrez-vous sur vos objectifs, pas sur vos difficultés ;
- L'aigle ne mange que les aliments frais : ne restez pas sur vos acquis. Partez à la conquête de nouveaux sommets. Il faut toujours être à la recherche de nouvelles informations pour être visionnaire et non rêveur ;
- L'aigle n'a pas peur de la tempête : utilisez les difficultés pour vous améliorer et atteindre vos objectifs ;

---

[2] C'est est un site dédié à la création et la créativité; Sympa est fait pour réveiller le désir de créer dans chaque personne. https://sympa-sympa.com/

- Les aigles femelles mettent la fidélité des mâles à l'épreuve : entourez-vous de personnes honnêtes et loyales ;
- La femelle apprend à ses petits à voler en les jetant au-dessus de son nid : pour grandir, il faut sortir de sa zone de confort ;
- Quand les aigles vieillissent, ils retirent leurs vieilles plumes : Ne gardez pas les choses dont vous n'avez plus besoin ;
- Une vue perçante : avant de capturer un animal, il le voit à l'avance. C'est la vision ;
- Réside dans les hauteurs. Le nid de l'aigle est bâti à l'abri de tout danger. Un endroit, il voit comment le danger est en train de venir. Il est à l'abri des prédateurs.

L'aigle représente l'homme à la recherche de nouvelles informations pour établir de nouvelles visions en vue de se mettre constamment à l'abri du danger.

Le corbeau

Contrairement à l'aigle, le corbeau se nourrit de la viande après que les autres prédateurs l'aient dévorée. Cette nourriture peut être avariée. Or, on mange pour avoir de l'énergie et les matériaux nécessaires à la reconstitution du corps. Ce qui veut dire pour l'homme que l'analyse du passé nous aide à reprendre force dans le présent, c'est à la reprise du courage et de la pensée à rebâtir sa vie sur une nouvelle perspective.

L'autruche

Le plus grand oiseau du monde, l'autruche à la réputation imméritée de réagir au danger imminent, d'enfoncer la tête dans le sable. Ce qui veut dire que ce que je ne vois pas, n'existe pas. Cela semble insensé, mais bien des gens réagissent de manière semblable face aux problèmes, leur donnant ainsi la possibilité de s'étendre comme un cancer. Neuf fois sur dix, l'homme trouve des prétextes pour éviter l'effort de la réflexion. Car tout ce qui est en accord avec nos désirs personnels nous paraît vrai. Tout ce qui est en désaccord avec ce dernier, nous contrarie. L'homme doit trouver son chemin dans ses contradictions.

Le serpent

C'est l'un des reptiles. Cet animal rampe. C'est ainsi qu'un serpent peut vivre dans une voiture, une maison sans qu'on s'en rende compte. Je me rappelle lorsque j'étais à l'école agricole, on avait constaté que dans le poulailler le nombre de poules ne faisait que diminuer jusqu'au jour où on avait vu un serpent immobile qui avait déjà avalé une poule.

Lorsqu'on voit un serpent, on est souvent pris par un sentiment de peur et de panique par insécurité. Si nous vivons des difficultés aujourd'hui, c'est parce qu'on ne s'est pas rendu compte des manifestations précurseures. Nous devons reconnaître qu'il y a des problèmes qui nous surprennent, ce qui nous exige le discernement. La Bible dit : "*Soyez donc prudents comme les serpents*".

Le caméléon : un très grand professeur

Cette sagesse, nous la tirons d'Amadou Hampâté Bâ :

"*Si j'ai un conseil à vous donner, je vous dirais : Ouvrez votre cœur ! Et surtout : Allez à l'école du caméléon ! C'est un très grand professeur. Si vous l'observez, vous verrez. Qu'est-ce que le caméléon ? D'abord quand il prend une direction, il ne détourne jamais sa tête. Donc, ayez un objectif précis dans votre vie, et que rien ne vous détourne de cet objectif. Et que fait le caméléon ? Il ne tourne pas la tête, mais c'est son œil qu'il tourne. Le jour où vous verrez un caméléon regarder, vous verrez c'est son œil qu'il tourne. Il regarde en haut, il regarde en bas. Cela veut dire : Informez-vous ! Ne croyez pas que vous êtes le seul existant de la terre, il y a toute l'ambiance autour de vous ! Quand il arrive dans un endroit, le caméléon prend la couleur du lieu. Ce n'est pas de l'hypocrisie ; c'est d'abord la tolérance, et puis le savoir-vivre. Se heurter les uns les autres n'arrange rien. Jamais on n'a rien construit dans la bagarre. La bagarre détruit. Donc, la mutuelle compréhension est un grand devoir. Il faudrait toujours chercher à comprendre notre prochain. Si nous existons, il faut admettre que, lui aussi, existe. Et que fait-il, le caméléon ? Quand il lève le pied, il se balance, pour savoir si les deux pieds déjà posés ne s'enfoncent pas. C'est après seulement qu'il va déposer les deux autres. Il balance encore... il lève... Cela s'appelle : la prudence dans la marche. Et sa queue est préhensible. Il l'accroche. Il ne se déplace pas comme ça... Il l'accroche, afin que si le devant s'enfonce, il reste suspendu. Cela s'appelle : assurer ses arrières... Ne soyez pas imprudents ! Et que fait le caméléon quand il voit une proie ? Il ne se précipite pas dessus, mais il envoie sa langue. C'est la langue qui va le chercher. Car ce n'est pas la petitesse de la proie qui dit qu'elle ne peut pas vous faire mourir. Alors, il envoie sa langue. Si sa langue peut lui ramener sa proie, il la ramène, tranquillement ! Sinon, il a toujours la ressource de reprendre sa langue et d'éviter le mal... Donc, allez doucement dans tout ce que vous faites ! Si vous voulez faire une œuvre durable, soyez patients, soyez bons, soyez vivables, soyez humains !"*

Les grenouilles : une preuve de courage

Raphaëlle Giordano raconte cette petite histoire qui devrait vous mettre du baume au cœur et vous redonner confiance : "*Une fois par an, au royaume des grenouilles, une course était organisée. Elle avait chaque fois un objectif différent. Cette année-là, il fallait arriver au sommet d'une vieille tour. Toutes les grenouilles de l'étang se rassemblèrent pour assister à l'événement. Le top départ fut donné. Les grenouilles spectatrices, jugeant la hauteur de la tour, ne croyaient pas possible que les concurrentes puissent en atteindre la cime. Et les commentaires fusaient :*

> *- Impossible ! Elles n'y arriveront jamais !*
> *- Jamais leur physique ne leur permettra d'y arriver !*
> *- Elles vont se dessécher avant d'être en haut !*

Les entendant, les concurrentes commencèrent à se décourager les unes après les autres. Toutes, sauf quelques-unes qui, vaillamment, continuaient à grimper. Et les spectatrices n'arrêtaient pas :

> *- Vraiment pas la peine ! Personne ne peut y arriver, regarde, elles ont presque toutes abandonné !*

Les dernières s'avouèrent vaincues, sauf une, qui continuait de grimper envers et contre tout. Seule et au prix d'un énorme effort, elle atteignit la cime de la tour. Les autres stupéfaites, voulurent savoir comment elle y était arrivée. L'une d'elles s'approcha pour lui demander comment elle avait réussi l'épreuve. Et elle découvrit que la gagnante… était sourde".

Raphaëlle Giordano donne les conseils suivants : "*Prenez donc garde de ne pas vous laisser influencer par l'opinion de votre entourage. Ne les écoutez pas. Ne vous laissez pas décourager. Même ceux qui vous aiment, projettent parfois sur vous leurs peurs et leurs doutes. Repérez vos pollueurs et faites en sorte qu'ils ne vous contaminent pas par leur vision négative, désapprobatrice ou sceptique…*"

Prévention

On dit souvent que mieux vaut prévenir que guérir, puisque la prévention nous met hors de ce qui peut nuire. Mais personne ne peut vivre sans erreur de parcours. Même si cela ne peut pas se voir à l'œil nu, tout le monde sait que dans la vie, il a au moins commis une erreur voire des erreurs.

Si nous avons commis des erreurs dans le passé, ces erreurs doivent nous apporter les éléments de prévention par des leçons apprises. Quelqu'un a dit : "*Une leçon mal apprise est toujours reprise et qu'il n'y a pas de nouvelles gaffes. Il n'y a que des nouveaux gaffeurs*". C'est le temps de la prévention. Car ce que vous ne voulez pas apprendre dans le calme, vous l'apprendrez dans des larmes. Et un homme avertit en vaut deux. En guise de prévention, je propose les éléments ci-dessous.

Se connaître

Il y a ce que les autres disent de nous, mais il y a aussi ce que nous nous reconnaissons nous-mêmes. Il est important de savoir aussi que notre corps a des caprices. Tout ce que nous faisons par notre corps exige de nous des efforts. Ce qui implique qu'il se peut qu'on soit fatigué, découragé, tenté d'abandonner. Ce qui exige de notre part de la persévérance. Ce qui n'est pas synonyme d'absence des obstacles mais de leur transformation en défi. Le fait de ne pas se connaître nous conduit à l'imitation qui tue nos dons et nos talents. Car tout ce que nous faisons est autobiographique.Selon John C Maxwell, il y a dans chaque individu six personnes suivantes :

- Celui que vous êtes présumé être ;
- Celui qu'on s'attend à ce que vous soyez ;
- Ce que vous étiez ;
- Ce que vous voulez être ;
- Ce que vous pensez être et ;
- Ce que vous êtes véritablement.

Le toutlemondisme (faire comme tout le monde) a fait régresser beaucoup de personnes. Lorsqu'on a des performances appréciées dans un domaine, les gens qui nous connaissent ne veulent pas de nos disciplines ; ils veulent que nous soyons comme eux. Or ce que nous devenons est le fruit d'un processus. Si on se laisse mordre à cet hameçon empoisonné, on restera que dans son futur cité de bouc émissaire. Le toulemondisme peut prendre la forme du crabisme dans le but d'être au même niveau (le crabe dans un panier, si un autre veut en sortir, il y en a un autre qui le ramène). Le plus grand besoin de l'homme, c'est se connaître lui-même.

En cherchant à se connaître, il nous arrive de connaître nos forces et nos faiblesses. Mais, nous avons plus tendance à nous focaliser sur ce que nous manquons qu'à ce que nous avons dans la vie, nous ne pouvons pas tout avoir. Ce qui nous manque sera complété par les autres. Ce qui donne un sens au mot complémentarité. Nous devons nous spécialiser dans notre singularité. Ce qui n'empêche pas d'apprendre pour ce que nous trouvons nécessaire. Chaque être humain a un atout majeur. Quel est le vôtre ? Ce qui vous différencie des autres. Pour moi, c'est écrire même si on me reproche toujours d'écrire avec plein de fautes. Je fais des efforts pour m'améliorer. Si ce livre est potable, c'est grâce au travail de ceux qui ont préfacé et au correcteur. Ne vous attendez pas à être meilleur en tout. Cela n'arrivera jamais. Agissez dans ce que vous vous sentez capable de faire. Il ne faut pas ignorer que certains de nos atouts, nous en avons connaissance grâce à ceux qui nous entourent. Il est nécessaire d'eviter l'individualisme.

Reconnaître les autres

Après la connaissance de soi, c'est la connaissance et la reconnaissance des autres. Tout homme a besoin d'être reconnu par ses semblables. On le remarque lorsque vous regardez une photo de classe. La première personne que vous recherchez, c'est vous. Ceci démontre que ce besoin est ancré en chacun de nous. La règle d'or de la vie : ne faites à autrui, ce que vous ne voudriez pas qu'on vous fasse. Personne n'apprécie d'être dénigré. Si nous ne reconnaissons pas les autres à leurs justes valeurs, c'est la raison pour laquelle nous avons tant de problèmes entre nous. Nous devons faire des efforts en reconnaissant les qualités des autres. Nous avons pris cette mauvaise habitude de voir les qualités de loin et les défauts de près. Or, c'est le contraire que nous devons développer. N'attendez pas une oraison funèbre pour apprécier les autres ou leur absence. Je suis de ceux qui croient qu'il faut reconnaître les autres vivants. Moi, je suis en train de faire cet effort. Je ne parle pas de la flatterie. Je parle de reconnaître un bienfait et son auteur. La gratitude est une culture qu'on ne trouve pas chez le vulgaire. S'il y a un mot pour que les autres continuent à vous faire du bien, c'est le mot : Merci. Si vous ne trouvez pas des qualités chez les autres, faites un effort de les détecter et vous trouverez. Souvent nous avons tendance à reconnaître les gens qui sont loin de nous et non pas ceux qui sont près de nous. Souvent nous pensons que ceux qui sont loin sont mieux que ceux qui sont tout autour de nous. Mais on arrive à se rendre compte que tous les humains sont les mêmes. Après, nous arrivons tous à cette conclusion : tout être humain a des qualités et des défauts. Si vous ne regardez que les défauts de quelqu'un, vous ne verrez jamais ses qualités. Apprécions-nous vivants. Sinon, nous allons faire partie de ceux qui disent toujours : si je savais. Vous ne vivez pas pour vous comparer à d'autres ni pour vous battre contre eux. La vie n'est pas une compétition. Souvent dans la vie, nous nous attardons plus les défauts que les qualités des autres. Mais, lorsqu'une personne décède, on fait des grandes oraisons funèbres avec des envolées oratoires sur ses qualités. Mais, lorsqu'elle était vivante, on ne disait que du mal d'elle. Reconnaître les qualités des autres de leur vivant ne vous réduit pas. C'est en fait ça la vraie grandeur.

Vouloir apprendre et partager ses connaissances

C'est le désir et la volonté d'écouter, d'apprendre de soi-même, des autres et de la vie, ainsi que de mettre en pratique ce qu'on a appris. Le besoin permanent de découvrir et grandir ; la volonté d'apprendre, de désapprendre et réapprendre. John Wooden a dit : "*C'est ce que vous apprenez après avoir eu l'impression de tout savoir qui compte*". Apprendre, c'est l'activité de toute une vie. Ce qui nous est arrivé peut servir de leçon à un autre. Et ce qui est arrivé à un autre peut aussi un jour nous arriver si nous ne prêtons pas attention. S'il est sage d'apprendre de nos propres expériences, il est mieux d'apprendre de celles des autres. Vivre, c'est apprendre. Notre vie est trop courte pour que nous puissions tout de nos propres expériences. Celui qui n'a que lui-même pour s'enseigner a un insensé pour maître. Nous apprenons aussi beaucoup des événements. La souffrance est le seul moment où nous apprenons ce que nous n'avons pas pu apprendre ailleurs. L'unique école qui n'échoue pas dans la formation de l'être humain, c'est la souffrance. L'expérience rend sage, car on sait ce qu'il faut faire prochainement. Nous apprenons chaque jour de notre vie dans le monde, il y a ceux qui ont écrit leur propre expérience par des partages. Aujourd'hui, nous pouvons être reconnaissants envers Salomon qui a donné un enseignement partage dans les livres de proverbes et ecclésiaste. Ils sont nombreux. Nous pouvons citer : Daniel Kawata, Dale Carnegie,Felix Wazekwa, Rob Parsons, Rick Warren, Zamenga. La liste n'est pas exhaustive. Partageons nos expériences, ne les gardons pas pour nous-mêmes, car cela peut aider les autres personnes et les inspirer. Dale Carnegie a dit : "*Les idées les plus brillantes au monde sont sans valeur, si vous ne les partagez pas*". Plus nous grandissons et partout où nous passons, il y a des leçons apprises. Les générations futures en auront besoin. Pour qu'elles soient meilleures que nous. Si dans ce monde nous avons en commun un message, ce sont nos expériences et les leçons apprises. Ce qui servira de base aux générations futures. L'avantage de parler des leçons est par exemple que ce que nous avons appris en cinq ans, une autre personne peut l'apprendre en un jour et le préserver du danger et l'armer pour un futur meilleur. Notre expérience fait partie de notre mission.

Daniel Kawata à créé une organisation non gouvernementale WOSHOP (Women and Chidren of Hope, en français femmes et enfants de l'espérance) dont les activités sont de s'occuper des enfants de la rue (la rue n'a pas d'enfant mais on conseille de les appeler enfant en rupture familiale) parce que son fondateur lui-même l'a été. Partager son expérience, c'est aussi dire je ne veux pas voir les autres souffrir là où moi j'ai souffert. C'est une preuve que vous avez de l'amour pour les générations futures. Imaginons la microbiologie sans Louis Pasteur, la chimie sans Antoine Laurent de Lavoisier, la physique sans Archimède ? Chacun peut l'étendre dans son domaine. Si ces gens n'avaient pas céder leurs expériences, où en serions-nous ? Nous parvenons à comprendre que par n'importe quel moyen nous devons partager nos expériences. Ce moyen peut être gratuit. Aujourd'hui dans ce monde, des réunions sont organisées pour cela. Mais aujourd'hui aussi, le monde est rempli d'hommes et de femmes qui disent je ne sais pas. Certes, il y a ceux qui le disent réellement et ceux qui trouvent certaines questions et renseignements embêtants. Enfin, cette volonté d'apprendre peut nous amener à des formations classiques et sur le tas. Ne passez pas un jour sans apprendre quelque chose. S'il vous arrive la volonté de cesser de vouloir apprendre, c'est de l'orgueil. Or, il précède la chute. Vous pouvez apprendre de n'importe qui et vous avez des choses que les autres doivent apprendre de vous. En fait, la vie dans sa globalité est une école. On apprend consciemment et inconsciemment. Vous devez aussi investir en vous-même par la formation. Les personnes qui ont la faculté d'apprendre voient dans chaque journée une opportunité qui amène à des expériences enrichissantes. Vouloir apprendre dépend de deux éléments : la capacité et l'attitude. Notre capacité a des limites. Notre attitude est un choix personnel. La seule manière pour continuer d'avancer dans la vie, c'est d'apprendre. On apprend seulement lorsqu'on en ressent le besoin.

Selon John C. Maxwell, il y a trois principes :

- Tout le monde a quelque chose à m'apprendre ;
- Tous les jours j'ai quelque chose à apprendre ;
- Dès que j'apprends quelque chose, c'est moi qui en bénéficie.

De ce fait, apprendre n'est pas réservé uniquement à certaines catégories de personnes. La faculté d'apprendre est un état d'esprit, une attitude qu'on emmène avec nous. Alvin Toffler : "*L'illettré du 21ème siècle ne sera pas celui qui ne sait ni lire ni écrire, mais celui qui est incapable d'apprendre, de désapprendre et de réapprendre*". L'ignorance, c'est la croyance en un savoir qu'on n'a pas. On dit souvent que l'ignorance tue. Elle ne se fait pas en une fois, mais elle est un processus. Tout commence par la négligence. Toute personne qui ne veut pas voir sa vie détruite a la responsabilité de réprendre la connaissance. Dans le monde, on ne cherche que ceux qui ont la connaissance et la révélation. La connaissance n'est pas un don mais un produit. Le manque de connaissance conduit à l'absence d'une perspective générationnelle. On sacrifie sa postérité par ignorance. Chasser l'ignorance, c'est chasser la confusion qui amène à la perdition. Nous ne devons pas seulement apprendre pour le présent, mais aussi pour l'avenir. Il nous faut apprendre pour avoir un bagage pour faire face à la vie présente et à venir. Cette connaissance nous permet de nous faire notre propre opinion face à l'actualité et à d'autres situations. Aujourd'hui, nous vivons à l'ère des réseaux sociaux. Tout le monde veut s'exprimer, souvent pour ne rien dire. La connaissance nous garde des informations données par certains charlatans que l'on rencontre sur des réseaux sociaux. Je ne dis pas que tous ceux qui sont sur les réseaux sociaux sont des charlatans. La connaissance est le point de départ vers la résolution d'un problème. Là où il y a l'ignorance, il y aura des actions, le résultat sera le maintien dans la difficulté. La seule lecture d'un livre peut transformer la vision et les actions. Albert Einstein a dit : "*Etre insensé, c'est continuer à faire la même chose de la même manière et vouloir que les résultats changent*".

Connaître les lois de la vie

Il y en a plusieurs. Elles se découvrent dans notre parcours. Nous pouvons citer trois lois :

- **La loi de la dégénérescence** : sur la terre, il n'y a rien qui soit éternel et avec l'usure tout dégénère. Ce qui est aujourd'hui une innovation ne le sera plus demain. Car on constatera des failles.

- **La loi de l'entourage** : toute personne est le produit de son environnement humain. Si un jour, il vous vient la pensée de dire que ce n'est que par vos propres efforts que vous êtes devenu ce que vous êtes, c'est que votre chute est proche. Parce que souvent, lorsqu'il nous arrive d'émerger, la notoriété et le talent peuvent devenir un piège. Dans la vie, le talent est comme une semence. Il ne croît que dans un environnement humain propice. Si vous commencez à ignorer l'environnement de l'éclosion de votre talent, c'est que votre déclin est proche. Ce n'est pas parce que vous êtes devenu champion du monde que vous devez ignorer votre coach. Souvent la célébrité vient nous faire croire que c'est de notre fait, or nous ne sommes que la partie visible de l'iceberg. Nous devons maintenir l'environnement qui nous a amené à la réussite. On oublie que ceux à quoi on accorde plus de temps, c'est ce que l'on devient. L'honneur que t'accordent les autres est comme un parfum. C'est à usage externe. Lorsque tu l'intériorises, cela devient de l'orgueil. Or, l'orgueil précède la chute. C'est le fondement de la loi de l'entourage. La compagnie que vous avez va soit vous façonner, soit vous briser. Si vous marchez avec le sage, vous deviendrez sage ; mais si vous fréquentez les insensés, vous vous préparez à la destruction. Peu importe votre talent, dès que vous commencez à marcher avec une mauvaise personne, vous menez une mauvaise et misérable vie. Les mauvaises compagnies corrompent les bonnes mœurs.

- **La loi de la semaille et de la moisson** : on récolte que ce que l'on a semé. Ceux qui sèment le vent récoltent la tempête. On ne peut pas semer du maïs et récolter du blé. Une saison sans semaille annonce une saison sans récolte. Tout ce que vous faites dans le présent est une semence dont les récoltes se verront dans l'avenir. Il y a des gens qui sont sans projet clair. Ils ne font rien dans le présent mais ont <<de grands rêves>>.

Savoir gérer son temps

Il ne peut ni être stocké, ni se renouveler, << le temps fuit>>. Cette expression nous rappelle que nous ne pouvons pas le retenir. Il fuit, on ne peut pas le rattraper. L'usage du temps nous exige de savoir les actions à poser. Vous et moi, nous nous trouvons en ce moment au point de rencontre de deux éternités : l'immense passé qui dure depuis le commencement des âges, et l'avenir qui dure depuis le commencement des âges, et l'avenir qui part de la dernière syllabe que nous prononçons. Or, il nous est impossible de vivre dans l'une ou dans l'autre de ces éternités ne serait-ce qu'une fraction de seconde. Il est effrayant de dépenser à toute l'énergie gaspillée au sujet du passé. Quoi que nous fassions, nous ne pouvons vivre qu'un seul temps, le présent. Le temps, c'est aujourd'hui. Rappelons-nous cela et ne nous tracassons pas à propos de ce qui aurait pu être. C'est ainsi qu'il est nécessaire que nous prenions des précautions aujourd'hui. Le fait de peser nos actes peut nous motiver à avoir un comportement avisé. L'attitude de demain est forgée par les pensées d'aujourd'hui.

Vivre pleinement sa vie et avoir l'ouverture d'esprit

C'est vivre en harmonie avec ses convictions. Si vous vous voyez en commerçant, vivez la vie d'un commerçant et non d'un maçon. Par ce que fait un homme chaque jour, on peut voir jusqu'où il va arriver. C'est pourquoi on dit : l'échec et la réussite sont prévisibles. C'est ainsi qu'un homme ou une femme qui veut réussir doit se prendre au sérieux. Ne vivez pas avec des passions, objectifs, rêves et buts empruntés.

Avoir l'ouverture d'esprit est l'une des choses que notre père nous disait lorsqu'il nous parlait des études universitaires, c'était que dans le mot université, il y avait le mot univers, c'est-à-dire les possibilités de vivre. Il ajoutait que le monde est grand, mais les gens s'arrangent pour le voir toujours petit. Vous avez fait des études universitaires et vous ne trouvez pas de travail lié à votre domaine. Pourquoi vous limitez-vous vous-même ? Pendant qu'il y a du boulot dans d'autres domaines. Vous pouvez aussi créer votre entreprise. Dans la vie, il y a ce que nous voulons et ce que la vie nous impose. Si nous n'avons pas ce que nous voulons, alors prenons ce que la vie nous offre. Il faudra mettre en place des stratégies pour avoir ce que l'on veut. Les gens doivent s'ouvrir pour avancer. Ce n'est pas tout ce que l'on voit qui existe. C'est la raison pour laquelle j'ai mis en place Vision Biosphère : voir la vie dans toutes ses possibilités, pour que les gens ne cessent pas de voir les possibilités de faire, tant qu'ils sont vivants avoir une vision pour leur vies parce que la vision qui précède l'action.

Vous avez quelque chose à donner aux autres

Il y a un principe qui dit : « tout est partout ». C'est question de quantité et de concentration. Je l'ai appris en anatomie et physiologie des animaux domestiques : des hormones mâles se trouvent chez les femelles et vice versa, mais pas dans les mêmes quantités, ni dans les mêmes concentrations. Il n'y a aucune personne vivante qui puisse affirmer ne rien avoir à donner aux autres. Vous connaissez certainement cet adage célèbre : *Les endroits les plus riches de la terre sont les cimetières.* C'est en cet endroit que vous trouverez des rêves qui n'ont jamais connu leurs réalisations, des livres qui n'ont jamais été écrits, des inventions qui n'ont jamais vu le jour parce qu'ils n'ont pas cru qu'ils avaient quelque chose pour les autres.

La plupart d'entre nous, nous avons une situation qui persiste d'année en année parce que nous pensons et croyons que nous n'avons rien pour nous en sortir. L'homme n'est que le produit de ses pensées et de ses croyances. C'est la pensée qui produit la parole et les actes. Nous avons un problème avec le concept "avoir". C'est ainsi lorsqu'on dit qu'on n'a rien. Nous concevons toujours "l'avoir" en termes de quantité visible ou palpable. Alors que ce sont les choses invisibles qui dirigent les choses visibles. Il y a des gens qui ont des comptes en banque dont ils ne savent pas quoi faire. Il y en a aussi qui ont des idées sans en avoir les moyens. Même dans l'armée, tous les militaires ne vont pas à la guerre. Il y a ceux qui vont au front et ceux qui restent à la base. Aucun n'est plus « militaire » que l'autre. Chacun de nous a quelque chose pour se sortir de sa situation. C'est soit une qualité (ignorée, oubliée ou minimisée), soit une idée. Votre réussite ne devient importante que lorsqu'elle apporte un plus dans la vie de quelqu'un.

Dire que je n'ai rien, c'est être vivant en pensant qu'on est mort. Beaucoup sont de ceux qui veulent tout avoir avant de commencer quelque chose. Si votre vie n'est que le résultat de vos efforts personnels, alors en quoi l'homme est-il un être social ? Il est essentiel de commencer avec ce que l'on a pour trouver ce dont on a besoin. Vous ne vivrez utile que si vous reconnaissez avoir quelque chose (idée, service, conseil ou autre) à donner aux autres.

A la naissance, nous n'avons pas reçu un dépôt d'aliments, de vêtements, d'objets quotidiens… pour notre existence. Je sais qu'il faut vivre d'une manière prévisionnelle lorsque cela n'existe pas. Il faut commencer avec ce que l'on a, sans quoi nous ressemblons au fer exposé à l'air libre qui finit toujours par rouiller. Avoir quelque chose pour les autres ne veut pas dire être riche. La richesse n'est pas seulement ce que nous avons dans nos mains. C'est aussi ce que nous avons dans le cœur. Parce que nous pouvons avoir des richesses dans nos mains, mais, si nous avons un cœur mauvais, personne n'en bénéficiera. De manière métaphorique, tout le monde est riche de quelque chose. Et, bien sûr, tout le monde est pauvre de quelque chose également. En effet, on peut être riche financièrement, mais pauvre spirituellement. En tout cas, on n'est jamais riche dans toutes les acceptions de la richesse. Il y aura toujours quelque chose qui cloche. De même, la pauvreté financière peut cacher une richesse d'âme.

Zack Mwekasa a dit : "*Chacun de nous détient une information qui peut servir d'accélérateur et de réussite pour d'autres. Ce sont souvent des informations que nous gardons hermétiquement pour continuer à regarder les autres de manière condescendante. Vous n'existez pas pour réussir seul. Vous avez des informations nécessaires pour booster la vie de quelqu'un. Vous refusez catégoriquement de partager sous prétexte d'indiscrétion. A moins que vous ne soyez quelqu'un qui vend officiellement les informations, une personne accréditée (enseignant, formateur...), je ne vois pas pourquoi vous ne partageriez pas vos informations avec ceux qui en ont besoin. Il y a des gens qui veulent être les seuls à réussir, pour leur propre gloire. Ce n'est pas la bonne démarche. Si vous avez du mal à partager les informations gratuites avec les autres, cela veut dire que la réussite des autres vous gêne. Elle vous met en danger. C'est soit de l'égoïsme, soit un complexe d'infériorité ou la peur qu'on vous rattrape. Vous existez pour contribuer au bonheur des autres.*"

Chacun de nous « a » quelque chose. Dire que je n'ai rien est un faux-fuyant. Tout le monde a quelque chose. C'est peut-être une idée que vous avez... les idées les plus brillantes au monde sont sans valeur si vous ne les partagez pas, disait Dale Carnegie. Périclès a dit : "*Celui qui a des idées et ne sait pas les faire passer n'est pas plus avancé que celui qui n'en a pas.*" Si c'est un talent, présentez-le ! Sans quoi on reste potentiellement riche, mais expérimentalement pauvre. Ce n'est pas parce qu'un pays est pauvre qu'il n'a rien. C'est juste un problème de leadership dans la gestion des ressources. Dede Kasay disait : "*Toutes les richesses et les ressources naturelles d'un pays ne résoudront jamais sa crise nationale aussi longtemps qu'il fonctionnera avec le même leadership qui a produit cette crise et les ressources naturelles d'un pays qui déterminent sa vocation.*" A l'échelle de l'individu, ce que vous faites détermine ce que vous serez. Le problème est que, lorsque vous dites que vous n'avez rien, cela ne vient pas de vous, c'est ce que quelqu'un vous a dit ou le produit de votre propre comparaison avec les autres. Sortons des opinions des autres et de la comparaison. En reconnaissant ce que nous sommes, tout en visualisant l'avenir. Nous sommes tous humains mais avec des qualités et des talents différents. Ne privons pas le monde de ce qu'il attend de nous. J'ai quelque chose en moi qui peut donner la solution, à moi et aux autres. C'est l'une des raisons pour lesquelles j'écris.Mais, nous avons aussi l'obligation d'acquérir de nouvelles connaissances, de nous réinventer sans cesse. Pour rester dans la course, nous devons élever et aiguiser notre esprit, investir dans le développement de nos compétences.

Il y a ceux qui croient que les nouvelles idées appartiennent à une catégorie de gens. Non, les idées n'appartiennent pas à une seule catégorie de personnes, mais à une catégorie qui sait les capter. Laissez-vous inspirer bonnement. Si nous continuons à copier, comment allons-nous être. Laissons-nous inspirer des autres. Si les gens ne s'étaient pas laissé inspirer, nous n'en serions pas à ce niveau. Nous parlons ici de l'inspiration qui nous apporte des solutions durables. Laissez-vous inspirer. Sans inspiration, nous sommes expirés (démodés, inutiles, primés, destructibles). Pendant que notre monde est en quête de l'innovation. C'est en voyant le téléphone fixe que l'idée du portable est venue.

La vie est un examen pas très compliqué, mais beaucoup échouent parce qu'ils essaient de copier les autres sans réaliser que tout le monde n'a pas le même questionnaire a dit quelqu'un.

Voici les caractéristiques d'un copiste :

- Il n'est pas satisfait de ce qu'il est. Il trouve les autres mieux que lui. Il est atteint du complexe d'infériorité. ;
- Il ne croit pas en lui-même ;
- C'est un suiveur et non un visionnaire. Il ne connaît pas la vraie raison des choses, parce qu'il ne sait pas ou ne veut pas ;
- Il veut vivre du travail des autres ;
- Il est limité dans sa réflexion : il ne voit que maintenant. Puisez dans votre esprit ;
- Le copiste finit par être jaloux s'il ne change pas.

Il y a de l'espoir

Il faut toujours rêver meilleur. Ce n'est pas mal d'avoir de l'espoir. Mais, il faut aussi être heureux dans le présent. Plusieurs faux espoirs circulent concernant le bonheur dans notre société. Nous avons ce que JC Maxwell appelle la maladie de la destination. Les gens croient que lorsqu'ils atteindront un certain point, ils seront heureux. Ceci ne viendra pas demain mais tout commence aujourd'hui et présentement. Le bonheur n'appartient pas au passé. Le meilleur n'est pas derrière, mais devant et maintenant.

Avoir de l'espoir veut dire ne pas abandonner. L'espoir est l'arme et l'atout qu'il faut pour faire face à nos difficultés. Il n'est pas une utopie. Il nous fait voir la vie au-delà de ce qu'on a vécu. Sans espoir, on n'aurait pas le Smartphone. L'espoir et le courage sont liés. D'où vous ne pouvez pas espérer sans réaliser quelque chose. Celui qui espère sans rien faire vit dans l'utopie. John C. Maxwell nous donne ce que l'espoir fait pour nous :

- Il recherche la leçon dans le défaite au lieu de nous laisser affliger par l'échec ;
- Il découvre ce qui peut être accompli au lieu de ce qui peut l'être ;
- Il considère les problèmes, grands ou petits comme une opportunité ;
- Il ouvre des portes quand le désespoir les referme ;
- Il puise sa force dans ce qui peut être fait au lieu de ce qui a été ;
- Il ne caresse aucune illusion comme il ne cède au cynisme ;
- Il rend l'échec comme un caillou qui fait des ricochets. Sans espoir, l'échec devient une pierre tombale.

L'espoir permet d'aller de l'avant.Si vous voulez aller de l'avant, prière de prendre vos responsabilités. Peter Lowe a dit : "*J'ai découvert que les personnes qui réussissent ont un point commun. Elles ont vaincu la tentation d'abandonner. Tout le monde veut avancer, mais les gens veulent des miracles. Il ne veulent pas le processus*". Carl Sandberg aborde dans le même sens en disant : "*Il y a en moi à la fois un aigle qui aspire à s'élever dans les airs et un hippopotame qui souhaite se rouler dans la boue. Si vous voulez avancer, le devoir est de suivre le désir à s'élever que celui de se vautrer dans la boue*". Il y a une différence entre vouloir une chose et être prêt à la recevoir. Si on n'y croit pas, on ne peut pas la recevoir. La destinée n'est pas une question de chance mais de choix que l'on fait. Ce n'est pas qu'il faut attendre sa réalisation, mais il y a quelque chose à réaliser. D'ailleurs toute la vie est une affaire de choix. Chaque choix détermine ce que nous devenons. John C. Maxwell a dit : "*La vie n'est pas comme un jeu de cartes, il ne suffit pas d'avoir simplement une bonne main pour réussir*". L'amélioration de la vie ne se fait pas par la chance, mais grâce à des changements en soi.

On ne peut avoir pour quelque chose. Si on ne croit pas fermement pouvoir l'acquérir. N'oubliez pas qu'il ne faut pas plus d'effort pour viser haut qu'il n'en faut pour accepter la misère et la pauvreté.

Nous devons vivre pour ce que nous devons avoir et non ce que nous avons perdu comme l'a dit Angela Gardener : "*Vivez pour ce que demain a à vous offrir et non pour ce qu'hier vous a enlevé* ".

Selon l'ancien Amiral de l'US Navy William H.MC Raven : "*Le courage est une qualité inestimable. Avec cette dernière, rien ne peut vous faire obstacle. Sans le courage, vous laissez aux autres le soin de tracer votre chemin. Sans lui, vous êtes à la merci des tentations de la vie. Sans courage, aucune société ne saurait prospérer. Avec cette qualité, vous atteindrez n'importe quel objectif. L'espoir est la force la plus puissante de l'univers. Avec l'espoir, on peut mener des nations à la grandeur. Avec l'espoir, on peut relever les opprimés. Avec l'espoir, on peut soulager la douleur d'une perte irrémédiable. Parfois, il suffit d'une personne pour faire la différence*".

Il y a de l'espoir pour tous ceux qui vivent, mieux vaut un chien vivant qu'un lion mort. Les vivants, en effet, savent ce qu'il faut faire. Les morts ne savent rien, et il n'y a pour eux pas de salaire puisque leur mémoire est oubliée a dit la Bible. Vivre sans espérer, c'est être mort -vivant en d'autres termes ; avoir une demi-vie. C'est par espoir que nous formulons nos projets. Il y a ceux qui disent « on espère », mais on ne voit rien. Ce qu'on voit, peut-on l'espérer encore ?

Dans la vie, on ne peut pas perdre espoir, car l'histoire nous enseigne que les difficultés d'aujourd'hui font fonction d'escalier ou ascenseur pour demain. Les difficultés présentes ne sont que des défis. La vie est toujours à construire ou à reconstruire. Elle est fonction de pensées de la vie de l'homme. Quelqu'un a dit : "*La rivière ne coule jamais vers l'arrière. Elle va toujours en avant. Vis comme la rivière. Oublie ton passé et concentre-toi sur ton avenir. La vie est devant toi. Les soupirs regardent en arrière dans le passé, la peur regarde aux alentours. Mais l'espoir regarde devant*".

S'il vous plaît commencez

Jim Rohn a dit : "*Nombre de gens ont peur de commencer parce qu'ils s'attardent à de pénibles échecs du passé. Ces personnes portent des fardeaux qui pourraient fort bien les écraser à tout jamais si elles ne s'en débarrassent pas*". Il y a des gens qui passent leur vie entière à des souhaits sans passer à l'action.

Avoir de l'espoir ne veut pas dire faire de la procrastination mais agir maintenant. L'espoir n'est pas une stratégie mais le moteur de la stratégie. Attendre le bon moment. Mais si on attend le bon moment, il ne viendra jamais. Le bon moment n'existe pas. Seul le moment présent existe. Ceci ne veut pas dire de faire les choses dans la précipitation. Mais utiliser le moment présent pour prendre les bonnes décisions. Angela Gardener a dit : "*Ne comptez pas les jours, mais faites en sorte que chaque jour compte*". Le bon moment, c'est maintenant. Marc Aurèle l'empereur romain a écrit : "*Ce qui importe c'est le présent, ce n'est ni le futur ni le passé qui te sont à charge, mais le présent*". La seule manière pour continuer à avancer dans la vie, c'est d'apprendre pour pratiquer. Denis Waitley a dit : "*La plupart passent toute leur existence sur une île fantastique appelée un jour peut-être, je serai…*"

Certes la vie est difficile, ce que vous désirez faire et devenir sont disponibles à vous. Si vous regarder la réalité en face. Quel est votre point de départ ? Quel est le prix à payer pour atteindre vos objectifs ? Ne restez pas prisonnier des circonstances actuelles. Ceux qui ont atteint leurs objectifs aujourd'hui, ont eu un point de départ. S'il vous plait, commencez. N'attendez pas. Le secret pour avancer, c'est de commencer. Un long voyage commence par le premier pas.

Comme l'a dit Jim Rohn : "*Il n'y a rien que vous et moi puissions faire pour corriger le passé. Le passé est mort. Mais vous pouvez en faire beaucoup pour votre avenir. Vous n'avez pas à être la personne que vous étiez hier. Changement étonnant dans un très court laps de temps. Vous pourrez même voir se produire des changements dont vous ne soupçonnez pas l'existence aujourd'hui, si seulement vous vous en donnez la chance*". Hal Elrod a dit : "*La vie la plus extraordinaire que vous puissiez imaginer vous est accessible, quel qu'ait été votre passé*". Le fait de croire à un meilleur avenir ne rend pas les choses faciles, mais il les rend possibles. Il nous fait voir toute la peur y compris la peur avec une bonne perspective. La façon dont vous voyez la vie détermine votre manière de la vivre. La définition de votre existence conditionne votre avenir. Votre façon d'investir votre temps, de dépenser votre argent, d'utiliser vos talents et de considérer vos relations est influencée par votre perspective de la vie. Ce qui est grave, c'est d'abandonner. Ce n'est pas grave de se sentir découragé.

Nous sommes dans un monde où tout est sujet au changement. Pour nous sortir de la captivité du passé, il faut des actions avec une vision. Car des actions sans vision ne sont que des passe-temps et une vision sans actions n'est que rêverie. C'est difficile mais pas impossible. Un bon départ ne suffit pas, mais il suffit d'arriver. Ainsi nous pouvons contester la vie que nous menons et surmonter les contradictions qui façonnent nos quotidiens en une autre vie. Vivre c'est agir. Notre vie ne s'améliore que si l'on prend des risques et le plus grand risque c'est d'être honnête avec soi-même.

Le meilleur moment d'agir, c'est maintenant. On ne commence qu'avec le peu que l'on a. Les grandes occasions se présentent rarement, elles se présentent comme des petites. Aussi notre vie implique également notre conduite et les caractères de nos actions doivent être en harmonie avec nos convictions et notre conduite doit témoigner ce que nous visions.

Beaucoup de gens regrettent ce qu'ils ont perdu. On ne peut rien faire avec ce que l'on a perdu. On est utile avec le reste. Cessons donc de nous lamenter sur ce qui <<n'est plus>>, exploitons ce qui est disponible. Il est donc de votre intérêt de comprendre que votre lendemain n'est pas comparable à votre hier et que toutes les années passent, ne sont pas passées avec tout ce que nous devons avoir. Car ce sont seulement les années qui sont passées mais ce que vous devez avoir, est encore à venir ou déjà avec vous.

Pour faire face au passé, Tim Jackson conseille ce qui suit :

- Accepter la réalité : il est de la plus haute importance de commencer par reconnaître la réalité. C'est ce que la plupart de nous veulent nier qui est le contraire d'accepter. C'est de refuser d'accepter ce qu'on a subi comme perte. Ainsi, certains veulent paraître au lieu d'être. Ils pensent qu'on va remonter le temps en acceptant la réalité.
- Accepter sa nouvelle situation : c'est participer de nouveau activement à la vie ou d'apprendre à vivre d'une nouvelle manière, de profiter de la vie aujourd'hui. Cherchons des occasions à faire quelque chose de différent. Ne nous contentons pas de ce que nous avons déjà réalisé. Cherchons toujours un moyen, une méthode pour améliorer ce que nous avons fait, même si c'est contraire aux traditions. Pour tout homme, il y a un chemin pour que son passé ne le rattrape pas : celui de le reconnaître et de changer sa mentalité. Laissons

le passé de côté et regardons à l'avenir. Il n'y a qu'une seule manière de réfléchir au passé de façon utile et constructive : analyser posément nos erreurs, d'en tirer des leçons profitables, puis oublier ses erreurs.

Tout ce que nous voyons n'est pas tout ce qui existe. Nous ne devons pas nous limiter à notre présent car le meilleur est à venir. C'est le présent qui nous bloque. Vous ne resterez pas le même. Le temps s'écoule devant vous. A partir de ce qui existe, nous devons trouver ce qui n'existe pas. En s'attachant au présent, nous mourons. Le futur c'est le quitte ou double. On ne s'habille en fonction de là où on va. Il faut avoir la notion du risque. Le miracle ne se fait pas où il est attendu, mais là où c'est une nécessité. Votre futur est avec vous. Mais, il faut oser d'abord. La vie est dynamique, soit on avance ou on recule. Il n'y a pas de sur-place. Il faut avoir la capacité de faire et de tenir des promesses, d'honorer des engagements. C'est la clé pour surmonter le passé. L'homme n'est pas la somme de ce qu'il a, mais de ce qu'il n'a pas encore, de ce qu'il pourrait avoir.

John C. Maxwell a dit : "*Il y a des gens qui passent leur vie entière à souhaiter au lieu de se mettre à l'action. Ils ne se risquent jamais dans l'arène de l'action ; ils restent tristement assis dans les coulisses et souhaitent*".

Maintenant que vous êtes à la fin de ce livre, ce qui vous reste à faire c'est d'agir. Sans action, vous n'avancerez pas. Après la connaissance, c'est l'action. Don Miguel Ruiz nous encourage : "*être dans l'action, c'est vivre pleinement. L'inaction est notre manière de nier la vie. L'inaction, c'est rester assis devant la télévision chaque jour pendant des années, parce que vous avez peur d'être vivants et de prendre le risque d'exprimer qui vous êtes. C'est passer à l'action que d'exprimer qui vous êtes. Vous pouvez avoir beaucoup de grandes idées dans votre tête, mais ce qui fait la différence, c'est le passage à l'acte. Agir, c'est être vivant. C'est prendre le risque de sortir de votre coquille et d'exprimer votre rêve*". Si vous ne passez pas à l'action après la lecture de ce livre, il ne vous a pas rendu service.

Selon l'ancien Amiral de l'US Navy William H.MC Raven : "*Ce qui compte ce n'est pas votre sexe, vos origines ethniques, vos croyances religieuses, vos tendances politiques ou votre statut social. Les épreuves qu'il vous faudra surmonter pour avancer dans la vie et changer le monde autour de vous sont les mêmes pour tous. Rien ne compte plus que la volonté de chacun de réussir. Qu'importe votre couleur de peau, vos origines ethniques, votre éducation ou statut social*".

Michael E. Angier souligne que les idées ne valent rien, les intentions n'ont aucun pouvoir et les plans sont inutiles, à moins de déboucher sur l'action. La vie peut avoir les allures d'une pièce de théâtre ou d'un film, on peut commencer par le drame, passer par les aventures et finir par les fantastiques.

Remerciements

Je remercie ici :
Mwembia Kabeya, directeur de MANPROJECT (*J'en ai rêvé, MANPROJECT m'a aidé à le réaliser*) qui m'a offert le premier livre de développement personnel et d'autres. Il écrivait toujours à la première page que je résume par : Bon cheminement. Aujourd'hui, je suis sur le chemin de l'écriture. C'est l'un des hommes qui m'a toujours facilité la vie. Il a toujours préfacé mes livres. Avec lui, la sagesse est permanente. Je n'ai pas oublié Marthe Mwembia.

Evanhove Madzou qui, avec plaisir, a voulu relire et préfacer ce livre en raison de son ipséité. J'admire sa façon de réfléchir. Je peux confirmer que les grandes occasions dans la vie sont rares. Elles viennent comme les petites a dit Rick Warren.

André Mbuyi Kalama, notre père, l'homme qui m'a dit que j'avais la vision et qu'un universitaire doit toujours voir le monde en grand, parce que dans le mot université, il y a le mot univers.

Henriette Mayamba Mambakasa, notre mère, mon premier environnement.

Estelle Soulas qui a mis son professionnalisme en jeu pour que ces écrits soient potables.

Sacha Stellie qui a mis son professionalisme en jeu pour la couverture

Cristina Maria Pereira pour tout son amour à mon égard.

Tous ceux qui m'encouragent et me découragent.

La liste n'est pas exhaustive et je suis complètement dépassé par le nombre de membres de ma famille, d'amis, de collègues et de tous ceux qui m'ont aidé pour ce livre. Ils ont formé une véritable équipe dès le début. Que tous ceux qui se reconnaîtront dans leur contribution à cette œuvre trouvent par ces mots l'expression de ma profonde gratitude. J'ai écrit avec vous. Je vous remercie aussi. Je ne saurais pas être plus explicite et plus certain dans le choix de mes mots.

Vision Biosphère

Voir la vie dans toutes ses possibilités

Vision Biosphère est une structure qui vise à vous faire voir la vie dans toutes ses possibilités. Tout ce que vous faîtes ou vous ferez, c'est parce que vous en avez vu la possibilité d'avance.

Le concept Vision Biosphère

Dede Kasay a dit : « *Lorsque le concept est erroné, les résultats seront infailliblement erronés* ». C'est ainsi qu'il nous est nécessaire d'expliquer le concept Vision Biosphère :

- La Vision : c'est voir non pas ce qu'il y a, mais ce qui doit être et en faire une réalité. Car, « *une vision sans action n'est que rêverie et des actions sans vision ne sont que des passe-temps* », a dit Mwembia Kabeya. En d'autres termes, c'est l'image mentale de ce qu'on veut faire (entreprendre) ;
- La Biosphère : c'est la partie du globe terrestre ou la vie est possible en permanence. Elle répond à la grande distinction entre le monde vivant et

le monde inerte. C'est un terme pris de l'écologie qui étudie les rapports des êtres vivants et leurs milieux.

Notre expertise

Nous sommes une entreprise d'édition, de formations et conseils. Notre expertise consiste à vous révéler les possibilités qui s'offrent à vous. Nous vivons dans une société qui classifie les gens en gagnants et perdants, pauvres et riches, forts et faibles... La classification cache une certaine discrimination. Comme si tous les rapports humains devaient aboutir au triomphe des uns et à la défaite des autres. Vous n'êtes pas obligés d'appartenir à une catégorie ou une autre, mais de voir la vie dans toutes ses possibilités.

Nos motivations

Quelqu'un a dit : Si le but d'une chose n'est pas connu, son abus est inévitable. Nos motivations, nous les puisons dans les citations suivantes :

- Dale Carnegie a dit : "*Les idées les plus brillantes au monde sont sans valeur si vous ne les partagez pas*".

- Périclès a dit : "*Celui qui a des idées et ne sait pas les faire passer n'est pas plus avancé que celui qui n'en a pas*".
- Toute personne a quelque chose à donner aux autres.

Contact

Notre site internet : https://www.vision-biosphere.com/

Nous souhaitons échanger avec vous à l'adresse e-mail : visionbiospherebusiness@gmail.com

Notre page Facebook : Vision Biosphère

Twitter : Junior Pérets

Références Bibliographiques

Alcorn R., 2008. Le choix de la pureté, Editions BLF, Europe et Famille je t'aime.

Arden P., 2018. Vous pouvez être ce que vous voulez être. Editions Phaidon.

Attali J., Devenir soi. Paris, Fayard, 2014.

Bâ M., 2005. Une si longue lettre. Editions Groupe private. Les Editions du Rocher, 3ème édition.

Bible du semeur, version révisée. 2000.

Billy Graham. Un remède contre les soucis, Groupes Missionnaires 16 pages, Suisse.

Carnegie D, et Associés. Comment trouver le leader en vous, Hachette, 1996, 211 pages.

Carnegie D., 2004. Comment dominer les soucis et le stress. Flammarion. France.

Castanou Y., 2009. Maintenant ça suffit, il faut que ça change ! Edition Metenoia et vie Sarl.

Chappuis R., 1994. Les relations humaines : la relation à soi et aux autres. Vigot.

Covey R.S., 1991. L'étoffe des leaders. J'ai lu bien-être.

Covey R.S., 1994. Priorité aux priorités. J'ai lu bien-être.

Crabb L., 2004. Quand vos rêves volent en éclats. Editions La Clairière.

Dayo SB., 2005. Comment gérer l'échec, Signs et Wonder Publication.

Dede Kasay, 2008. Le vrai concept du leadership. Edition Kingdom Leadership Center.

Elrod H., 2016. Miracle Morning. Editions First.

Florence Scovel Shinn. 2015. Le Jeu de la vie. J'ai lu.

Florent Varak : Daniel sous la pression professionnelle in Promesses N°160 Avril-Juin 2007, Suisse.

Gardener A., 2018. Le bonheur est dans la tête. Editions Bussière.

Giordano R., 2015. Ta deuxième vie commence quand tu comprends que tu n'en as qu'une. Pocket.

Hameau D., 2003. Discipline personnelle, troisième édition, Editions Farel.

Hill N., 2007. Réfléchissez et devenez riche. Editions J'ai lu.

Jean Baptiste Sumbela. Si tu ne veux pas t'assoir par terre demain crée ton trône aujourd'hui. Centre Evangélique la Résurrection, communication du 09/08/2008.

Jean Marie Benishay. La prévention et la maintenance du 12/04/2010. Benishay Ministries.

Jeremiah D., 2006. La nativité pourquoi ? Editions Ourania, 159 pages.

Jim Rohn. 2015. Stratégies de prospérité. Un monde différent.

Jocelyne Goma : Le pouvoir du Changement. Culte Gospel du 06/04/2008, Paris-France.

John C. Maxwell. 2018. Vivre intentionnellement. GIED Editions.

John F.MacArthur. 2008. Le leadership, Editions Impact.

Johnson S., 2019. Sortir du labyrinthe. Editions Michel Lafon.

Katunda D., 2018. Servir aux desseins de Dieu et marquer sa génération. God Savior Publishing.

Kawata D., 2006. C'est possible. Quatrième édition. MCEG production.

Kawata D., 2006. Le verso de la souffrance. MCEG production.

Kawata D., 2007. Parole d'encouragement, Tome I, Editions MCEG.

Kawaya N., 2013. Ma vérité. Edilivre.

Kent RH., 2005. Homme de Dieu, exerce-toi à la piété. Montréal. Sembeq.

Kiyosaki TR., 2017. Père riche père pauvre. Editions Un Monde Différent.

Klein E., 1995. Le temps. Dominos. Flammarion. France.

Kuen A., 2008. Comment étudier. Editions Emmaüs.

La Fontaine J., 2002. Fables. Edition Livre de poche.

Landa Cope, 2006. Communiquer comme Christ. Jeunesse en Mission Suisse.

Larousse encyclopédique Volume I et II, 1997.

Luc Benoit. Un parkinsonien et heureux in Revue promesse N°148 Avril - juin 2004. Pages 13-16.

Maxwell JC. et Huller JD., 2008. Se préparer à l'échec. 2008. Cinquième livret.

Maxwell JC., 2005. Devenez ce que vous devriez être. Groupe international d'édition et de diffusion.

Maxwell JC., 2006. Réussir avec les autres. Groupe international d'édition et de diffusion.

Maxwell JC., 2008. Le talent ne suffit jamais. Les éditions le mieux-être.

Maxwell JC., 2015. Parfois on gagne parfois on apprend. Groupe international d'édition et de diffusion.

Maxwell JC., 2017. Pensez succès. Editions du trésor caché.

Maxwell JC., 2018.Vivre intentionnellement. Groupe international d'édition et de diffusion.

Mcalary B., 2017. Simplifier sa vie. Editions Contre-dires.

MCRaven WH., 2018. Si tu veux changer ta vie commence par faire ton lit. Dunod.

Mike Murdock., 2005. Recueil clé de la sagesse. The Wisdom Center Texas, USA.

Murdock M., 2005. La loi de la reconnaissance. The Wisdom Center Texas, USA.

Oyedepo DO., 2006. Comprendre la direction divine. Dominion Publishing House.

Parsons R., 2001. Ce que j'aurais aimé apprendre plus tôt. Editions Emmäus.

Robbins A., 1999. Pouvoir illimité. Editions J'ai lu.

Robbins A., 2007. L'éveil de la puissance intérieure. Editions J'ai lu.

Ruiz DM., 2016. Les quatre accords toltèques. Edtions Jouvence.

Samut T., 2019. Un cancre dans les étoiles. Editions Parhelie.

Serge Ndala. Comment réagir après l'échec. Communication du 16/12/2010. Kingdom Leadership Center.

Spencer Johnson. 2000. Qui a piqué mon fromage. Editions Michel Lafon.

Tim Jackson. 2004. Comment vivre une perte. Editions Impact.

Warren R., 2006. Une vie motivée par l'essentiel. Lake Forest, Purpose Driven Ministries, 2006, 358 pages.

Wazekwa F., 2017. Les petits bonbons de la sagesse. Paris. Editions Bergame.

TABLE DES MATIERES